Claudio Lottenberg

Saúde e cidadania

A tecnologia a serviço do paciente
e não ao contrário

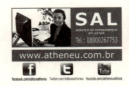

Claudio Lottenberg

Saúde e cidadania

A tecnologia a serviço do paciente
e não ao contrário

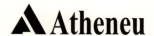

EDITORA ATHENEU

São Paulo —	*Rua Jesuíno Pascoal, 30* *Tel.: (11) 2858-8750* *Fax: (11) 2858-8766* *E-mail: atheneu@atheneu.com.br*
Rio de Janeiro —	*Rua Bambina, 74* *Tel.: (21)3094-1295* *Fax: (21)3094-1284* *E-mail: atheneu@atheneu.com.br*
Belo Horizonte —	*Rua Domingos Vieira, 319 — conj. 1.104*

Produção Editorial: *MKX Editorial*
Capa e Projeto Gráfico: *Carlos Clémen*

Dados Internacionais de Catalogação na Publicação (CIP)
(Câmara Brasileira do Livro, SP, Brasil)

Lottenberg, Claudio
  Saúde e cidadania : a tecnologia a serviço do paciente e não ao contrário /
Claudio Lottenberg. -- São Paulo : Editora Atheneu, 2015.

Bibliografia.
ISBN 978-85-388-0685-1

  1. Cuidados médicos - Brasil   2. Medicina - Serviços de informação.
  3. Medicina - Tecnologia da informação   4. Pacientes - Cuidados
  5. Prática médica   I. Título.

15-10302   CDD-610.285

Índices para catálogo sistemático:
1. Médicos e saúde : Aplicação de tecnologias de informação : ciências médicas   610.285

1443

Lottenberg, Claudio
Saúde e Cidadania - A tecnologia a serviço do paciente e não ao contrário

© Direitos reservados à EDITORA ATHENEU – São Paulo, Rio de Janeiro, Belo Horizonte, 2016.

A meus pais, Marcos e Teteia, que
fizeram de suas vidas as vidas de seus
filhos, trabalhando valores e cultivando
propósitos muito antes de incentivar
sentimentos sobre valores materiais.

À Ida, minha esposa, cuja cumplicidade
prevaleceu sobre as adversidades
próprias da relação humana.

Agradecimentos

Agradeço ao Hospital Israelita Albert Einstein, às diretorias atual e a eleita, aos conselhos deliberativo e consultivos, aos associados e, de forma muito especial, ao corpo executivo, liderado e composto por cerca de 15 mil colaboradores. Esse fantástico grupo foi o que permitiu a existência desse verdadeiro templo à saúde, que gera tantos dados e informações que nos possibilitam dar valor e transformar em conhecimento aquilo que lá produzimos. Agradeço ainda aos fundadores do hospital e às gerações que nos antecederam, a quem dedico saudosa memória e profunda gratidão.

Prefácio

O Homem está aqui para o bem do Homem.
(Albert Einstein)

Neste novo livro, Claudio Lottenberg expõe suas ideias a respeito das recentes tecnologias que começam a ser incorporadas à prática da medicina. Enfatiza que, quaisquer que sejam, devem estar a serviço das pessoas, dos pacientes aos quais se destinam.

Responsável pela direção da sociedade mantenedora do Hospital Israelita Albert Einstein e dos institutos voltados para o ensino, a pesquisa e as ações sociais, busca incessantemente pelos mais novos e melhores meios para alcançar os seus objetivos. Herdou o DNA de um antecessor, Jozef Fehér, igualmente apaixonado por tecnologia como suporte à arte e à ciência médica. É dessa paixão que nasceu a experiência pessoal e institucional que resultou na produção desta obra. Ela é endereçada a todos aqueles que compreendem a importância da tecnologia para o aperfeiçoamento da prática médica, assim como aos que se preocupam com o uso adequado da mesma.

O capítulo inicial descreve uma nova era, a do *Big Data*. Trata da capacidade de armazenar e analisar um enorme volume de dados, com incrível velocidade e variedade, a partir de múltiplas origens. Torna possível encontrar padrões e inferências, para tratar mais e melhor.

A seguir, é colocada a questão do custo da incorporação de novas tecnologias, com a evidente preocupação em saber quais, de fato, proporcionarão benefícios às pessoas. O autor manifesta a sua inquietação com o atual modelo brasileiro de incorporação das inovações pela falta de compromisso com a entrega de resultados e a avaliação de *performances*.

No capítulo dedicado ao financiamento da saúde pela sociedade, Lottenberg discute os desafios relacionados à adequada distribuição dos recursos financeiros. Ressalta o fato de o País ter de satisfazer as necessidades de investimento em saúde para uma população crescente de idosos e os elevados custos da incorporação tecnológica. Menciona os exemplos das políticas adotadas no Reino Unido, na Alemanha e no Canadá e aborda o modelo brasileiro, adotado a partir de 1988, e seus resultados.

Ao enfocar a crescente judicialização, emerge a questão da justiça e racionalidade de haver um sistema público de saúde no qual a distribuição dos recursos beneficia quem pode pagar um advogado em detrimento de quem não consegue arcar com esse custo.

As oportunidades para um novo mercado constituem tópico específico de mais um capítulo. Outros cinco focam nos papéis dos médicos, da indústria, dos meios de acesso à informação e dos próprios pacientes no cuidado à saúde. Destaca-se a importância do paciente adequadamente informado e parceiro do médico nas decisões a seu respeito.

No último capítulo, Lottenberg narra a própria experiência ao diagnosticar em si uma catarata, enfrentar os sentimentos de angústia e incerteza, submeter-se ao tratamento cirúrgico e acabar valorizando, ainda mais, a relação entre médico e paciente.

Reynaldo Brandt
Presidente do Conselho Deliberativo da
Sociedade Israelita Brasileira Albert Einstein

Sumário

Capítulo 1
A emergência da tecnologia disruptiva 1
O surgimento do *Big Data* e como a análise precisa e
interpretativa das informações disponibilizadas no
mundo digital irá transformar a medicina

Capítulo 2
O custo da tecnologia 9
Como é possível avaliar as novas tecnologias e os
critérios que definem a sua custo-efetividade

Capítulo 3
O financiamento da saúde 23
Os desafios que o Brasil deve enfrentar para construir
um modelo que financie o seu sistema de saúde a longo
prazo e os exemplos de outros países

Capítulo 4
A judicialização da saúde 35
O fenômeno crescente de recorrência à Justiça para
obter acesso aos tratamentos e seus custos
para a sociedade

Capítulo 5
As oportunidades de um novo mercado 45
O potencial econômico do segmento da saúde, as
oportunidades que ele oferece e os profissionais que
terão lugar de destaque nesse novo cenário

Capítulo 6
O papel do médico no futuro.. **55**
As capacidades que serão exigidas dos médicos nos
próximos anos e as deficiências na sua formação

Capítulo 7
A ética e a nova medicina **61**
As normas que estão surgindo no mundo para
organizar as relações entre os profissionais e as
indústrias farmacêuticas e de equipamentos

Capítulo 8
O poder do paciente... **69**
Porque o acesso à informação e o compartilhamento
de dados deram mais poder aos pacientes e o impacto
dessa mudança no vínculo com os profissionais

Capítulo 9
O impacto da *e-health* **77**
Como os aplicativos, sensores e aparelhos que
monitoram a saúde estão aprimorando os tratamentos
e melhorando o controle das doenças por parte
dos pacientes

Capítulo 10
Segurança de dados na medicina **91**
A importância de garantir a proteção das informações
sobre a saúde dos indivíduos disponíveis na internet

Capítulo 11
Eu, o paciente **101**
O autor dá um depoimento franco sobre a experiência
vivida no diagnóstico e cirurgia de catarata e conta
como isso influenciou a sua maneira de lidar
com os pacientes

Capítulo 1

A emergência da tecnologia disruptiva

Resiliência é um termo da Física que vem sendo cada vez mais aplicado em nosso cotidiano. É usado para descrever a capacidade de um material de suportar um impacto sem se deformar permanentemente. No campo da Psicologia, a palavra é empregada para definir a capacidade de uma pessoa de mudar e de se adaptar de acordo com novos cenários. Para quem atua na área da saúde, essa habilidade nunca foi tão necessária quanto nos dias atuais. As transformações constantes exigem inovação e criatividade e, por isso, aqueles que atuam nesse setor, em especial os profissionais, precisam se reinventar a todo momento para acompanhar os novos processos e tirar o maior proveito possível das mudanças.

Um dos avanços mais importantes e esperados é o *Big Data*, um fenômeno novo, resultante de uma sociedade absolutamente digitalizada. Na área de saúde, ele representa a possibilidade de, em um único sistema, reunir todas as informações de saúde referentes ao paciente e à comunidade. No mesmo documento digital, por exemplo, será possível saber sua idade, seu perfil genético, seu subtipo sanguíneo e ter acesso aos seus exames de imagem. Mas o potencial desse recurso é muito maior.

O *Big Data* também permitirá combinar todas essas informações com os dados de outras pessoas da mesma comunidade para traçar panoramas informacionais que poderão ser comparados e analisados.

A interpretação desses dados propiciará um panorama real acerca das oportunidades para propor melhorias e pode levar ao desenvolvimento de soluções de automação para algumas áreas da medicina.

Hoje, essas informações já existem, mas não são interpretadas de modo a compor um retrato preciso do paciente e, a partir daí, apontar os melhores recursos para ele e sua comunidade. Isso ocorre porque os dados criados atualmente nas diferentes práticas assistenciais estão absolutamente desorganizados e têm a sua coleta prejudicada, dificultando sua mensuração e alinhamento.

Por isso, estamos caminhando na direção da evolução de um modelo baseado no *Small Data House* (informação derivada de bases de dados ou fontes locais e organizada em volume e modo acessíveis) para o *Big Data* (quantidade imensa de informações, produzida por fontes diversas e acessível em rede). É consenso que não há como analisar a saúde sem uma visão ampla do impacto que essa mudança irá gerar no setor.

O fato de estarmos neste momento trabalhando de forma intensiva com sistemas robustos de tecnologia de informação criará a oportunidade de conhecermos dados antes impossíveis de se gerar, e de cruzar todas essas informações. Hoje, mais de 99% dos dados obtidos na prática assistencial jamais foram analisados. Ao lado disso, 700 mil publicações biomédicas são divulgadas a cada ano e a literatura médica dobra de volume a cada nove anos. Só para o tratamento dos tumores de mama, por exemplo, há 75 medicamentos disponíveis e muitos estudos sobre as suas melhores indicações.

Seria impossível imaginar que a mente humana conseguirá organizar todo esse conhecimento, tanto na linha do tempo como na velocidade necessária. Daí a importância dos computadores e dos sistemas informáticos. Os algoritmos criados paralelamente à digitalização da informação poderão transformar todos esses registros em um conhecimento riquíssimo que, por sua vez, se traduzirá em processos que mudarão a forma de cuidar da saúde.

É o que estamos chamando de análise disruptiva da saúde, algo que quebra por completo com o modelo vigente a partir da adoção de padrões mais ágeis, mais consistentes, com qualidade estatística. Isso nos proporcionará uma capacidade de análise preditiva e prescritiva muito maior do que a que dispomos atualmente. Esse processo mostrará o valor de diversas das tecnologias adotadas e, num sentido mais amplo, que o nosso conhecimento ainda está muito aquém daquilo que, de fato, poderá ser. E quem sabe, dentro dessa perspectiva, poderemos repetir o conceito do naturalista inglês Charles Darwin (1809-1882), para quem o conhecimento só aumenta as incertezas, enquanto a ignorância reforça as certezas.

Ainda estamos longe do que podemos obter dos registros que coletamos e o *Big Data* nos ajudará muito a mostrar o contexto do valor de se organizar a informação. No campo da saúde, essa ideia foi mencionada pela primeira vez pelo filósofo e médico persa Avicena (980 – 1037), autor do **Cânone da medicina**, obra que reúne informações sobre procedimentos e medicamentos que serviu de referência para médicos na Arábia e na Europa durante muitos séculos.

Os resultados obtidos a partir do *Big Data* possibilitarão também o desenvolvimento de processos de automação. Certas atividades médicas poderão ser realizadas por máquinas, enquanto algumas especialidades correm o risco de desaparecer ou terão que se modificar bastante. Não que isso seja um evento exatamente novo. Na saúde, por exemplo, temos o caso dos patologistas clínicos, que diminuíram bastante a sua participação na área de laboratório quando grande parte de seus trabalhos foi automatizada. No presente, podemos citar o Japão, país onde já existem enfermeiras robotizadas para desempenhar certas funções de monitoramento, como controlar a temperatura e batimentos cardíacos. Mesmo o papel da análise de imagem já acontece com o apoio de sistemas sofisticados na área de anatomia patológica. Dentro desse contexto, qual será, por exemplo, o papel do radiologista se ele se mantiver restrito à análise de imagens e não se envolver com procedimentos intervencionistas?

Essas mudanças que acabo de citar não significam a exclusão do profissional da saúde dos processos. Ele sempre será o modulador, o conhecedor das fraquezas dos sistemas, o elemento que escolhe o que pode e o que deve ser automatizado. O médico não irá desaparecer. Ao contrário, terá mais ferramentas para trabalhar de uma forma melhor e com maiores recursos para que os pacientes sejam atendidos no tempo correto e de maneira mais segura. O cuidado continuará sendo coordenado e ajustado entre os prestadores de serviço, que irão trabalhar sobre a mesma informação – a que nasce no prontuário de cada paciente.

Arrisco dizer ainda que, se no passado a terceirização de serviços de tecnologia da informação foi o caminho mais eficiente para algumas instituições médicas, no novo ambiente de dados isso pode significar a subtração de algo absolutamente estratégico. O *Big Data* será a base da mudança em curso de um modelo de remuneração fundamentado em *high volume* (alto volume) para o *high value* (alto valor). É a medicina de valor contra a medicina de alto volume. Nesse cenário, não basta produzir dados, mas é necessário se responsabilizar pela sua qualidade e por sua entrega. Criar amplas bases de tecnologia da informação e tornar obrigatória a documentação eletrônica – como foi feito no plano americano, batizado de Obamacare – são alguns dos caminhos para se obter retratos mais precisos da realidade e identificar as tendências.

O *Big Data* está traçando rumos que estamos chamando de alça de melhoria do ecossistema da saúde. O primeiro é o da vida adequada, na qual o paciente passa a ter papel ativo no seu próprio tratamento, particularmente no que diz respeito à prevenção e ao estilo de vida, além de participação mais interativa nos momentos de doença. É o "Patient

Engagement", o nosso paciente participativo. No caso do Brasil, onde a saúde é parte dos deveres do Estado, é fundamental incentivar a tomada de consciência dos pacientes de que eles têm responsabilidade na promoção da própria saúde.

O segundo caminho aberto pelo *Big Data* é o do cuidado, que garante aos pacientes atendimento no tempo correto e tratamento adequado seguindo protocolos. O terceiro é o do prestador que tenha o perfil adequado para atender `a complexidade do caso. O quarto diz respeito ao valor correto do atendimento, no qual se trabalham as medidas de custo-efetividade. Por fim, o quinto é o caminho da inovação acertada, permitindo melhorar a qualidade do atendimento com segurança, além de diminuir o seu custo.

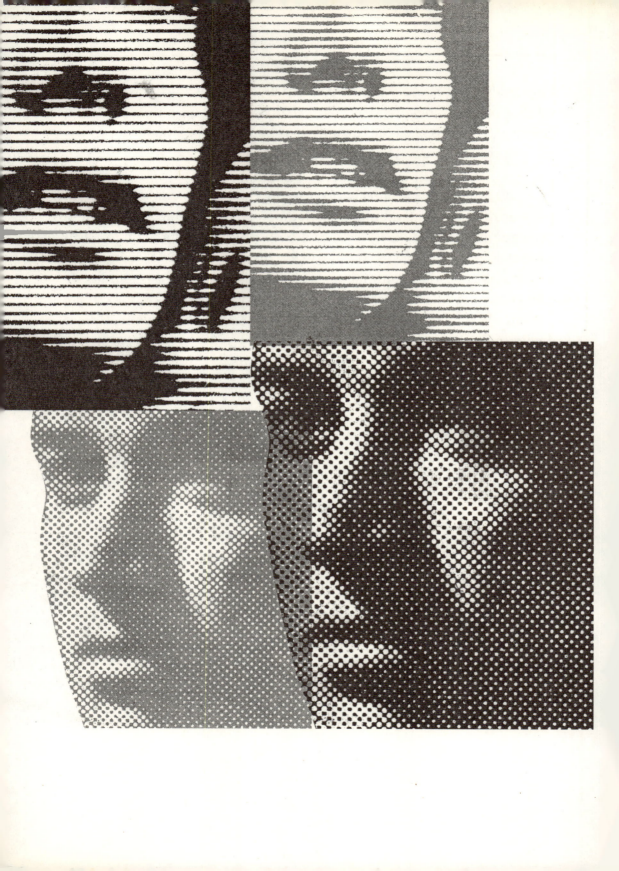

Capítulo 2

O custo da tecnologia

Há três questões urgentes na área da saúde que ainda estão longe de serem equacionadas. Diante da enorme velocidade com que estão surgindo novas tecnologias, como saber qual delas trará benefícios concretos ao indivíduo? De que maneira o médico pode contribuir para que o paciente receba de fato o que há de mais eficaz e não um recurso que tem por trás interesses menores que ciência de boa qualidade? Por fim, qual o custo da implantação desses recursos e qual a comparação com os já disponíveis de igual efetividade?

Para se chegar às respostas, vários aspectos devem ser considerados. O primeiro diz respeito à necessidade de criação de processos mais aprimorados de avaliação dos benefícios reais que a incorporação de uma nova tecnologia poderá trazer. É certo que mais e mais recursos surgirão. Apenas em relação a remédios, cerca de 50 novas drogas são lançadas a cada ano. Além disso, é crescente a quantidade de novos procedimentos e equipamentos que, dia após dia, aparecem no mercado prometendo revolucionar a saúde.

E a maioria da população cultiva a ideia de que os resultados dos exames e tratamentos serão mais precisos e mais vidas serão salvas na medida em que houver mais tecnologia envolvida nesses procedimentos. Essa percepção, nem sempre verdadeira, vem aumentando a pressão exercida sobre os sistemas e seus gestores, com uma demanda muitas vezes desnecessária, que custa e não beneficia.

Considero o modelo atual da saúde brasileira insuficiente para atender as atuais e futuras demandas. Um dos problemas mais sérios é a falta de compromisso em entregar resultados e performances. Trata-se muito sobre dados de produção e fala-se quase nada acerca da qualidade das entregas. As operadoras de saúde, como reflexo da economia, estão preocupadas em gastar menos. A pressão exercida pela inflação médica é enorme, as doenças do envelhecimento custam muito e a sociedade não consegue mais suportar esse modelo. Os provedores querem produzir o máximo, posto que efetivamente são remunerados por volumes produzidos. O cidadão, por sua vez, sente-se prejudicado por serem essas discussões centradas em dinheiro e colocado de lado pelo desconhecimento de aspectos como a qualidade e a segurança em saúde, que a rigor é o que importa. Pelo foco impróprio, a atenção não está necessariamente centrada no indivíduo, podendo inclusive voltar-se contra ele pelo uso inadequado, exagerado e dispendioso dos recursos. Abrem-se assim as portas para uma indústria ansiosa em fazer, inovar, vender, sem necessariamente agregar valor — porque nem todas as promessas correspondem à realidade e nem todas as inovações comprovam sua viabilidade. Mas como selecionar cuidadosamente o que será incorporado ao sistema de saúde – seja ele público ou privado?

No Reino Unido há um modelo bem interessante. O Sistema Nacional de Saúde (NHS, em sua sigla em inglês) mantém uma área dedicada a cumprir com essa tarefa. É o Programa de Avaliação de Tecnologias em Saúde (HTA Programme, em inglês). Criado em 1993, sua função é produzir estudos sobre os custos, a efetividade e o impacto geral das novas tecnologias tanto para aqueles que as usam (os pacientes) como para quem as oferece (hospitais) e administra (médicos e demais profissionais de saúde).

Sob o guarda-chuva de atuação do programa HTA estão todas as intervenções voltadas para promover a saúde, prevenir e tratar doenças, aperfeiçoar a reabilitação e cuidados a longo prazo. A escolha do que será avaliado, segundo o grupo, é *needs-led*, ou seja, o que guia a seleção são as necessidades do próprio sistema de saúde britânico. A avaliação é pautada pelas respostas dadas a quatro perguntas fundamentais: A tecnologia em questão funciona? Para quem? A que custo? E, finalmente, como é seu desempenho quando comparado a outras alternativas?

Nos anos 2000, um grupo de pesquisadores resolveu avaliar o impacto da primeira década de vida do HTA. Dos trabalhos realizados pelo programa e analisados pelo grupo, 70% haviam influenciado diretamente na decisão de órgãos responsáveis por definir as políticas de atendimento à saúde no País. Um dos casos observados, uma avaliação das estratégias de atendimento para pacientes infartados, havia gerado mudanças não apenas no Reino Unido, mas também nas *guidelines* dos Estados Unidos. A motivação para a análise partia de uma realidade do sistema de saúde britânico: infartos eram a enfermidade de tratamento mais caro entre todas as atendidas pelos hospitais gerais, com tendência a se tornar um fardo ainda mais pesado.

Por isso, o HTA decidiu avaliar as maneiras de gerir esse processo dentro dos hospitais, de modo a ter um melhor panorama para definir os caminhos mais adequados para tratar esse paciente. Para isso, comparou as diferentes abordagens disponíveis e concluiu que o melhor custo-benefício era a criação de unidades dedicadas a infartados dentro dos hospitais. Esse método mostrou-se superior ao atendimento dos pacientes dentro de enfermarias gerais (no qual os avaliadores encontraram uma alta taxa de mortalidade) e à criação de um serviço de atendimento domiciliar, com o envio dos especialistas à casa dos pacientes (opção muito custosa).

Outro bom exemplo, também derivado do trabalho do HTA, vem das decisões do Departamento de Saúde britânico, em 2007 e 2010, de não incluir como política pública a realização dos exames para a detecção do câncer de próstata em toda a população masculina a partir dos 50 anos. A recomendação embasou-se em um longo estudo ainda em elaboração no Reino Unido, chamado Protect, que pretende definir as melhores ações na prevenção e no tratamento desse tipo de câncer. Os resultados finais serão apresentados em 2016, mas a pesquisa já mostrou evidências de que os benefícios de realizar o teste de PSA em todos os homens são menores do que os danos da realização massiva do exame. Esses dados nortearam as decisões do departamento de saúde britânico.

O teste de PSA esteve muito em voga nos últimos anos, apresentando-se como uma maneira mais simples de indicar a presença do câncer de próstata. Todavia, o nível elevado de PSA no sangue não é um indicativo *sine qua non* da doença. Apenas um a cada quatro pacientes com altos índices de PSA possui células tumorais, o que significa que, para os demais, o resultado do exame é apenas um falso alerta. Entretanto, esse falso alerta pode acabar gerando biópsias desnecessárias e desgaste para o paciente e seus familiares.

Uma história bem documentada de sucesso na implementação de novas tecnologias em saúde aconteceu nos anos 1980, na Unidade Neonatal de Tratamento Intensivo do Centro Médico Presbiteriano de Columbia, nos Estados Unidos. A unidade funcionava como referência para o atendimento neonatal de risco para a região de Nova York. No entanto, algo incomodava seus médicos e a administração do hospital: havia um grupo específico de bebês, nascidos após a gestação completa, que progredia para um quadro de falência respiratória e morria. Geralmente, eles sofriam da chamada hérnia diafragmática congênita ou de síndrome da aspiração do mecônio. O mecônio é uma substância verde-escura encontrada no intestino do feto e que ocasionalmente pode ser excretada no líquido amniótico e, posteriormente, aspirada pelo bebê. Quando isso acontece, causa a obstrução das vias respiratórias, podendo levar à morte.

Os neonatologistas do hospital haviam tentado de tudo: de manipulações farmacológicas a todas as maneiras que tinham em mãos para ventilar os pequenos pulmões dos recém-nascidos. Nada, porém, parecia eficaz e as taxas de morte nesse grupo de bebês rondavam a casa dos 90%. Foi quando ouviram falar de uma nova possibilidade: a oxigenação por membrana extracorpórea (ECMO, em sua sigla em inglês), uma máquina desenvolvida para atuar como coração e pulmões, permitindo, no caso dos recém-nascidos, mais tempo para o desenvolvimento desses órgãos. Se hoje essa é uma técnica conhecida da medicina intensiva, à época ela tinha acabado de ser inventada e apenas dois outros hospitais a usavam, ambos em Michigan.

Isso adicionava um alto fator de risco à decisão da direção: deveriam gastar um montante alto de recursos para adquirir uma máquina sobre a qual pouco se sabia além dos dados apresentados por seus criadores. Mesmo assim, baseando-se nas experiências positivas das instituições que usavam a tecnologia, os especialistas decidiram tentar. O equipamento foi adquirido e começou a operar imediatamente. Inicialmente havia certa insegurança em relação ao potencial da máquina. Eram pouquíssimos os dados disponíveis sobre seus resultados a longo prazo e o método em nada se parecia com as terapias às quais os médicos estavam acostumados a recorrer. Entretanto, a equipe estava animada com a possibilidade de salvar a vida de seus pequenos pacientes com problemas respiratórios.

Com o passar do tempo, a escolha mostrou-se certeira. No primeiro processo de avaliação dos resultados, com o atendimento de 51 recém-nascidos, o cenário era bem diferente do anterior. Do total de bebês submetidos ao ECMO, 85% tinham sobrevivido. Terceiro hospital a usar a máquina, o Centro Médico Presbiteriano de Columbia entrou para a história da medicina como um bom exemplo do uso da nova tecnologia.

A premência por soluções, como exemplifica o episódio que acabo de relatar, tem proporcionado uma busca por ferramentas de gestão mais especializadas e fomenta o desenvolvimento de um campo emergente chamado Avaliação da Tecnologia em Saúde (ATS). Trata-se de uma área caracterizada por processos contínuos de análise dos benefícios e consequências econômicas e sociais do emprego das tecnologias.

Em linhas gerais, o alvo das análises da ATS abrange desde aparelhos até sistemas organizacionais e educacionais de informação e programas e protocolos assistenciais. No Brasil, esse universo foi definido pelo Ministério da Saúde de forma ampla. O rol nacional de novas tecnologias inclui medicamentos, equipamentos, produtos e procedimentos, vacinas, produtos para diagnóstico *in vitro*, procedimentos técnicos, sistemas organizacionais, informacionais, educacionais e de suporte, programas e protocolos assistenciais de atenção e cuidados com a saúde da população. O governo brasileiro também inseriu entre as atribuições dos organismos reguladores no âmbito da saúde o poder de requerer a elaboração de protocolos clínicos e diretrizes terapêuticas e de revisá-los ou alterá-los.

Conforme as condutas propostas na ATS, os processos de análise são pautados por cinco aspectos primordiais. São eles a segurança do produto ou serviço, sua acurácia, a eficácia, o custo e a efetividade. Esses itens, no contexto socioeconômico, devem ser colocados na balança sob o prisma de valores como a ética e a equidade na saúde.

O panorama brasileiro

No Brasil, ainda estamos longe de um modelo ideal. No vasto universo da saúde suplementar, a incorporação das novas tecnologias está na alçada da Agência Nacional de Saúde Suplementar (ANS). Foi criada em 2000 como instância reguladora dos planos e seguros de saúde no País, configurando um dos maiores sistemas de saúde privada do mundo, com a cobertura de cerca de 50 milhões de brasileiros.

Saúde e cidadania

No âmbito do Sistema Único de Saúde, o fluxo para incorporação de tecnologias foi normatizado pela primeira vez em 2006, sob a coordenação da Secretaria de Atenção à Saúde (SAS). Dois anos depois, novas portarias transferiram a coordenação da Comissão de Incorporação de Tecnologias (CITEC) para a Secretaria de Ciência, Tecnologia e Insumos Estratégicos (SCTIE). Assim foi até que a Lei nº. 12.401, de abril de 2011, criou uma nova estrutura chamada Comissão Nacional de Incorporação de Tecnologias (no SUS), a CONITEC, que substituiria todas as outras.

Sete meses após a criação da CONITEC, um decreto regulamentou a sua composição, as suas competências e funcionamento. Ampliou, por exemplo, a participação do próprio Ministério da Saúde e da sociedade. Estão representados na comissão o Conselho Nacional de Saúde, o Conselho Nacional de Secretários de Saúde, o Conselho Nacional de Secretários Municipais e o Conselho Federal de Medicina.

Atualmente, a CONITEC trabalha com os seguintes prazos: 180 dias para finalizar a análise da proposta, podendo ser prorrogados por apenas mais 90 dias. Depois da criação da comissão, optou-se pela obrigatoriedade de processo administrativo para toda demanda avaliada pela CONITEC. Com a medida, é possível recorrer da decisão à instância superior quando o demandante achar pertinente. Outro avanço, do ponto de vista da sociedade, foi a determinação de um máximo de 180 dias para a implantação, no SUS, do recurso aprovado pela CONITEC.

Dentro da rede privada, é fundamental que os hospitais mantenham ferramentas para fazer sua própria avaliação. No Hospital Israelita Albert Einstein (HIAE) há um comitê que trabalha nessas análises. O hospital é pioneiro nesse processo e se constitui em um ativo disseminador da gestão baseada na sustentabilidade. Esse é um dos fundamentos de um sistema de saúde estruturado e que busca sua eficiência.

No setor de incorporação tecnológica do HIAE, equipes especializadas simulam cenários para compreender a viabilidade e a efetividade dos avanços aprovados pela Agência Nacional de Vigilância Sanitária (ANVISA). No caso dos medicamentos, a simulação é feita posteriormente à sua precificação pela Câmara de Regulação do Mercado de Medicamentos (CMED).

Nossas práticas de integração no HIAE têm produzido *expertise* e certezas. A primeira é que a saúde tem de ser constantemente mensurada com auxílio de métodos que permitam avaliar a agregação de valor e que nos deem suporte, por exemplo, para saber de que modo tornar uma tecnologia mais barata. Para responder a essa pergunta, são feitos estudos de viabilidade e efetividade cujos dados obtidos são impactantes. Temos por princípio que qualquer nova tecnologia não é incorporada por si, mas sim pela mensuração do impacto causado no processo. Qual será seu efeito no tempo de recuperação do paciente? Qual a taxa de reincidência da doença ou da readmissão do paciente? É melhor quando comparada a outras tecnologias? Não nos deixamos levar apenas pelo que seria caro ou barato. Algumas tecnologias com preço menor acabam se revelando mais custo-efetivas.

Incorporação sustentável

É urgente a necessidade de garantir a mensuração dos custos e do desempenho dos avanços para assegurar que a sua integração ao sistema se dê de modo sustentável e que garanta a segurança do paciente, pois volto a insistir que, de maneira igual, a tecnologia só é melhor se aumentar a segurança do paciente. Não tenho dúvida em afirmar que a incorporação sustentável é tema obrigatório da saúde mundial. Ela está na origem da pergunta que perturba o sono de boa parte dos administradores de instituições de saúde: Como proceder a inserção da tecnologia para dentro dos novos parâmetros exigidos pela sociedade, que são, justamente, a sustentabilidade e o acesso?

A discussão não pode deixar de lado as mudanças demográficas pelas quais passam vários países, inclusive o Brasil. Em todo o mundo, a expectativa de vida aumenta. Aqui no País não é diferente. No entanto, não há qualquer planejamento para atender as demandas crescentes dos idosos. Hoje temos uma população com mais de 65 anos que não é sustentada pelos cerca de 8,5 milhões de brasileiros que se encontram em fase de atividade econômica. Em um passado recente, esse número já foi de 11,75 milhões. Fica claro, portanto, que o custo da seguridade social está bastante comprometido em um País que gasta 13% de seu Produto Interno Bruto (PIB) em pensões, valor esse considerado o maior entre os países que integram o G7, exceto a Itália, que tem três vezes mais idosos que o Brasil.

Antes, as pessoas envelheciam, adoeciam e morriam. Hoje, felizmente, elas envelhecem e, quando adoecem, têm várias possibilidades de tratamento à disposição. Recuperam-se, mas muitas vezes passam a demandar outros tipos de cuidado, como a necessidade de cuidadores, de adaptação das residências e da instalação de aparelhos de *home care*. Isso tudo custa muito e irá custar ainda mais. Entretanto, quando a sociedade discute saúde, fala-se apenas da ponta do *iceberg*, com referências à falta de leitos hospitalares, de médicos, de insumos. Não se leva tanto em consideração o fato de que o maior custo com saúde (60% dos gastos) é a inserção e a utilização de tecnologias.

Está claro que o contexto do envelhecimento e a incorporação tecnológica convergem para uma necessidade de avaliação profunda acerca do conceito do valor em saúde. Sem essa prerrogativa será impossível ter um modelo que se mostre viável ao longo do tempo.

No entanto, mensurar o retorno do investimento feito em novos recursos não é algo simples. A Organização Mundial da Saúde (OMS) propõe uma regra de ouro para o preço das tecnologias em saúde: intervenções que valham até três vezes o valor da renda média *per capita* do país por ano de vida ganho (QALY, em sua sigla em inglês) são consideradas custo-efetivas. Assim, no Brasil, onde a renda *per capita* é de R$ 27.229,00, seriam custo-efetivas aquelas intervenções cujo custo é inferior a R$ 81.687,00 por ano de vida ganho (que se espera que a pessoa ganhe a partir daquele tratamento).

Um grande empecilho na hora de realizar os custos é que nem todas as tecnologias têm seu custo-benefício calculado. O Instituto de Medicina (IOM, em sua sigla em inglês) – organização americana fundada para ajudar instituições públicas e privadas a guiar suas escolhas – calcula que mais da metade dos tratamentos médicos usados atualmente não tenha evidências claras de sua efetividade. Em 2009, o IOM divulgou uma lista de cem tratamentos que necessitavam de mais pesquisas para determinar sua eficácia. Entre os tópicos estavam os tratamentos usados para fibrilação atrial – onde falta uma comparação abrangente entre as opções existentes: cirurgia, ablação por cateter ou uso de medicamentos. Outro exemplo dado pela organização, à época, eram os métodos para a prevenção de quedas em adultos: faltava uma comparação séria entre os resultados dos tratamentos clínicos *versus* a estratégia baseada em exercícios físicos.

Um aspecto importante é o de que toda tecnologia agrega custo, mas não necessariamente agrega valor. Por isso mesmo, não se pode inserir a tecnologia sem considerar o impacto disso de um ponto de vista amplo, envolvendo a sociedade em geral. Nessa abordagem, uma proposta interessante é a do *Institute for Healthcare Improvement* – instituição que se propõe a discutir soluções para a área da saúde, mesclando as experiências do paciente, o custo e o benefício para a sociedade. Afinal, saúde é um bem coletivo.

A falta de estudos exaustivos sobre esses tópicos leva a uma triste realidade. Individualmente, nem sempre o paciente estará recebendo o melhor tratamento disponível. Coletivamente, a escolha mal fundamentada pode representar um gasto desnecessário para o sistema de saúde. Em 2013, nos Estados Unidos houve um desperdício de gastos em saúde da ordem de US$ 700 bilhões, 40% disso gerados por uso impróprio de tecnologia.

O papel do médico

Qual é o papel do médico nisso tudo? Ele deveria ser o grande elo para facilitar a utilização da tecnologia, levando para o usuário o que é verdadeiramente necessário. No que se refere ao médico brasileiro, é importante que ele tenha uma visão mais ampla do contexto da economia e do financiamento da saúde para lidar com essas questões. Nas faculdades de medicina, no entanto, ainda prevalece uma mecânica de ensino fundamentalmente voltada para a técnica. É algo que deve mudar, pois o médico necessita de um repertório que inclua noções de economia, de seguridade, de ciências humanas.

Vou citar apenas um exemplo do quanto os profissionais da saúde poderiam se beneficiar de conhecimentos mais gerais para avaliar a inserção das inovações. Diversas pesquisas comprovam que a fé interfere na recuperação dos pacientes. Vale perguntar: será que as instituições não deveriam investir mais em vínculos espirituais?

De qualquer forma, é possível designar algumas regras básicas que o médico precisa considerar na hora de adotar uma nova tecnologia ou de solicitar ao gestor a sua incorporação. Uma delas é verificar a qualidade dos trabalhos científicos já realizados a respeito da técnica e alinhá-los a conceitos de economia de saúde. Uma tecnologia eficiente não necessariamente deverá ser adotada, pois ela se insere dentro do contexto de uma sociedade que deve dela extrair o maior valor com o menor custo. De outra forma, ocorrerá uma inversão de valores, na qual o cidadão passará a estar a serviço da indústria.

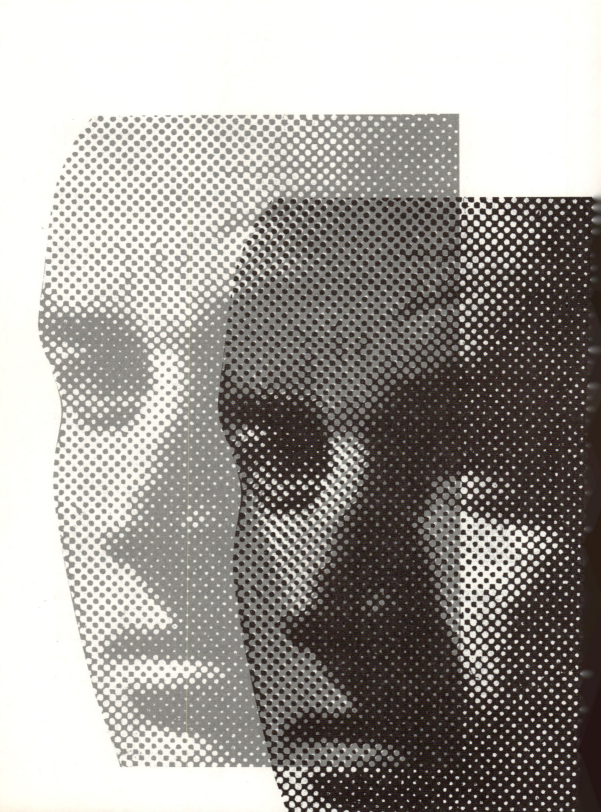

Capítulo 3

O financiamento da saúde

Cerca de 1000 anos a.C., a expectativa de vida alcançava três décadas, conforme o gerontologista americano Caleb Finch. Condições de alimentação e higiene precárias, epidemias, alta mortalidade infantil e guerras eram os principais fatores que reduziam o tempo de vida. Por volta de 1500 começamos a viver mais. Em 1855, por exemplo, já se chegava a 37,2 anos em alguns países e havia mais de 720 milhões de pessoas no mundo. Hoje, temos pouco mais de 11% da população com mais de 60 anos. Em 2050, essa faixa etária reunirá 22% da população mundial. No Brasil, o total de pessoas com mais de 65 anos em 2059 será de 23%. Quando analisamos esse dado pela lente da seguridade e da população economicamente ativa, convém rever que, em 1950, 11,75 pessoas trabalhavam para sustentar uma pessoa com mais de 65 anos. Hoje esse número é da ordem de 8,5 indivíduos para cada cidadão.

O cenário aqui apresentado implica a necessidade de que aqueles que estão na saúde e fora dela repensem de que forma irão financiá-la. Isso se torna ainda mais urgente quando se sabe que, segundo o Instituto Brasileiro de Geografia e Estatística (IBGE), 53% da população se autodeclara hipertensa, 35% como portador de doença de coluna e/ou dor nas costas, 24% com artrite, 16% com diabetes e 17% com cardiopatias. E de acordo com o Instituto de Estudos de Saúde Suplementar (IESS), de 2008 para 2059, ocorrerá um crescimento de 57% na incidência de diabetes, de 51% em hipertensos, de 67% em câncer e de 59% em cardiopatias.

Como organizar um sistema que possa responder a essas demandas? Não há espaço para que isso aconteça sem que pactuemos medidas estruturantes de caráter educativo e assistencial. A revista *The Economist* publicou que o Brasil é um país jovem com gastos de um país rico, mas, na minha percepção e com aquilo que trataremos nos diferentes capítulos deste livro, vislumbro um cenário de enormes oportunidades que partem dessas dificuldades, mas que têm resposta numa utilização racional, em corte de desperdícios, oportunidades de melhor prática assistencial e sobretudo na capacidade do paciente, de ele próprio participar de forma ativa dentro desse contexto.

Uma revisão histórica

Seja no Brasil, no Japão, nos Estados Unidos ou na Espanha, um desafio comum aos governos e à população é o financiamento do sistema de saúde, independentemente do modelo adotado em cada país. O jornalista americano T.R. Reid afirma em seu livro *The Healing of America: A Global Quest for Better, Cheaper, and Fairer Health Care* (Penguin Press, 2010) que há quatro modelos principais de financiamento no mundo. A intenção de Reid, ao escrever o livro, era mostrar ao seu próprio país, os Estados Unidos, que outras nações já haviam conseguido construir uma saúde para todos a um custo mais razoável e financiável.

O primeiro modelo de financiamento descrito por Reid é o de Beveridge, que recebe esse nome em homenagem ao economista inglês William Beveridge, pai da reforma política que originou o National Health Service, o sistema de saúde britânico. Nesse caso, o sistema de saúde é mantido pelos contribuintes por meio de impostos. Os hospitais e as clínicas podem ser mantidos pelo Estado e há instituições e profissionais particulares remunerados por atendimento pelo setor público. Como é o Estado quem centraliza os pagamentos, também determina os procedimentos cobertos e seus preços. Além do Reino Unido, berço do modelo, a Espanha, a Nova Zelândia, Hong Kong e a maior parte das nações escandinavas adotaram esse sistema.

Não muito longe do Reino Unido, outra personalidade dá nome a um modelo diferente de financiamento, o Bismarck. O nome homenageia o primeiro chanceler após a unificação da Alemanha, Otto von Bismarck, criador de um sistema de seguros de saúde e pensões que está na origem do sistema ainda hoje em vigor no País. Ele funciona por meio de seguros de saúde geralmente descontados da folha de pagamento dos trabalhadores, tendo seus custos divididos entre os empregadores e os empregados. Entretanto, a lógica não é a mesma dos planos de saúde que existem no Brasil. No modelo de Bismarck, os seguros precisam cobrir toda a população e não podem ter fins lucrativos. Isso coloca nas mãos do governo o poder de controlar os custos. Além da Alemanha, esse modelo é adotado no Japão, na Suíça e na Holanda.

Uma terceira solução vigora no Canadá. O sistema nacional de seguros de saúde associa o fornecimento de serviços por provedores particulares à cobrança de taxas centralizadas pelo Estado, que é responsável por recolher a contribuição de cada cidadão para financiar a saúde. Como os recursos destinados à saúde estão nas mãos do Estado, ele se torna uma espécie de "pagador único", o que lhe permite negociar os preços dos serviços ao valor cobrado pelas farmacêuticas por seus medicamentos dentro do país. Taiwan e Coreia do Sul são outros locais que seguem essa diretriz.

Por último, há uma espécie de "não modelo", em que os cidadãos tiram dinheiro do próprio bolso para cobrir as despesas com saúde (*out--of-pocket model*, nas palavras de Reid). É o que ocorre na maioria dos países onde não existe um sistema universalizante de saúde. O resultado é que, nesses locais, quem pode pagar recebe os cuidados médicos necessários. Quem não pode segue doente e tem mais chances de morrer.

Acertos e desacertos do nosso modelo

A saúde brasileira segue um modelo de financiamento, a meu ver, repleto de idiossincrasias. Ela oferece o atendimento público e gratuito universal financiado por três níveis de governo. Há também os fornecedores de saúde privados e os planos de saúde, que já alcançam 50 milhões de brasileiros.

No que se refere aos recursos destinados à rede pública, os municípios devem destinar 15% dos tributos arrecadados à saúde. Por lei, os Estados entram com 12%. Ao governo federal caberia arcar com o restante. Mas não é o que ocorre. O dinheiro arrecadado não consegue custear o Sistema Único de Saúde (SUS), que atua em condições de subfinanciamento.

Aqui temos alguns pontos que podem ser debatidos. Em primeiro lugar a crítica às porcentagens orçamentárias nos municípios e nos estados, pois, como dependem da atividade econômica que pode ser maior ou menor, a atual priorização da saúde como decreto social não é verdade na prática. Num momento de recessão em que a arrecadação tributária diminui, as pessoas não param de adoecer. No caso da participação Federal, a assertiva de que essa esfera de governo complementa também não é verdadeira, pois no início dos anos 2000 adotou-se o critério de que essa parcela aumentaria nas mesmas proporções que o crescimento do PIB, o que não tem lógica nenhuma para algo como a saúde. Portanto, o subfinanciamento é uma realidade que contrapõe os valores constitucionais.

Afora isso, a falta de disponibilidade de aparelhos, a má distribuição de profissionais, a carência de processos de capacitação e os movimentos corporativistas vêm distanciando o contexto da equidade. Há necessidade de se fazer um pacto pela saúde que coloque o cidadão como o centro de tudo, reconquistar a confiança de profissionais da saúde, criar um clima de segurança jurídica que consiga trazer investimentos, principalmente do setor privado, acabando com ações compensatórias e criando um plano diretor estruturante, inclusive com carreiras de estado para os médicos e para os profissionais de saúde.

A realidade é que o brasileiro com algum recurso está gastando cada vez mais de seu próprio bolso para custear a saúde. O dado foi constatado, por exemplo, em uma análise comparativa feita a partir dos dados da Pesquisa Nacional por Amostra Domiciliar, a PNAD, realizada em 2008. Como foi a terceira vez que o instituto escolheu o acesso e a utilização dos serviços de saúde como tema dessa pesquisa, reuniu dados suficientes para fazer uma comparação. Os achados mostraram que, em 1981, ano da primeira PNAD sobre o tema, 68% dos serviços em saúde eram pagos por meio do financiamento público. Em 2008, quando o SUS alcançou 20 anos de implantação, a proporção caiu para 56%. No mesmo período, os pagamentos do próprio bolso passaram de 9% em 1981 para 19%. Além de onerar mais os cidadãos, especialmente os mais pobres, o aumento do gasto individual em saúde é um obstáculo nas negociações dos preços dos serviços e dos medicamentos.

Do lado positivo, desde o seu surgimento, em 1988, o SUS promoveu um aumento significativo no acesso à saúde no País. Um artigo publicado por cientistas brasileiros no prestigioso periódico científico *The Lancet* em 2011 dá conta dessas grandes mudanças: se na PNAD de 1981 apenas 8% da população declarava ter usado o serviço de saúde nos 30 dias anteriores à entrevista, em 2008 o percentual subiu para 14,2%, representando um aumento da ordem de 174%.

Esse crescimento foi resultado direto das melhorias no acesso. Com isso, o atendimento médico tem começado, pouco a pouco, a fazer parte do cotidiano de todos os brasileiros, e não apenas daqueles que possuem recursos para pagar seguros de saúde caríssimos. Além do crescimento, os números revelam que, apesar das desigualdades sociais, as pessoas com problemas sérios de saúde conseguem receber atendimento médico e tratamento, independentemente de serem ricas ou pobres.

Apesar da ampliação do acesso, volto às questões do financiamento da saúde que não estão resolvidas. O que se vê é que os gastos em saúde são cada vez maiores, o que impõe o desafio de escolher os caminhos que apresentem o melhor custo-benefício. Além da eficácia, por exemplo, a discussão sobre a eficiência dos gastos ser cada vez mais primordial para os sistemas de saúde ao redor do mundo predomina e temos que encontrar mecânicas remuneratórias que privilegiem a competência. A recente reforma do sistema americano tem muito disso, pois parte de um princípio que nasce na informação e que é usado como elemento preditivo que faz com que a responsabilização pelo resultado seja um elemento para o prestador participar desse processo.

Quem não souber exatamente o que está fazendo, não tiver domínio acerca de desfechos e complicações, não conseguirá assumir propostas com as devidas entregas. Essa mudança propõe que aquilo que hoje é receita passe a representar custo. Nada é cortado exceto o fato de se exigir de quem executa a prestação do atendimento um compromisso pela eficiência. Isso já existe em outros ramos de serviços e, neste momento, baseado em informação gerada por sistemas, em economia de saúde e em políticas de qualidade, estão sendo vinculadas as mecânicas remuneratórias a partir de 2017 pelo assim chamado "Obamacare".

Saúde e cidadania

De acordo com a Resolução 58.33 da Assembleia Mundial da Saúde realizada em 2005, os países signatários assumiram o compromisso de garantir o acesso aos serviços de saúde a todos os cidadãos em seu território, sem que haja a necessidade de sacrifícios financeiros. A cobertura universal prevista na resolução, porém, está longe de ser realidade. De acordo com a própria OMS, em nenhum país, nem naqueles onde a desigualdade é menor, há estruturas que assegurem a toda a gente o acesso imediato a todas as tecnologias e intervenções disponíveis que possam melhorar sua saúde e prolongar sua vida. A situação é mais grave nos países mais pobres, onde, além de haver poucos serviços, eles não estão disponíveis para todos.

Mais um complicador é o dispêndio financeiro no momento em que a pessoa precisa receber cuidados médicos, como a necessidade de comprar remédios na farmácia e taxas cobradas por consultas e exames diagnósticos. No Brasil, conhecemos bem essa realidade. Aqui, mesmo os que possuem seguros de saúde muitas vezes não têm cobertura integral e precisam tirar mais dinheiro do próprio bolso.

Segundo a OMS, muitas famílias brasileiras aplicam uma parte substancial do gasto mensal em atendimentos médicos ou medicamentos. Esse investimento desproporcional ao rendimento é visto com maus olhos pela entidade.

Um *ranking* feito pela OMS recentemente entre os 191 países membros da organização comparou o grau de eficiência dos sistemas de saúde. Nosso resultado não foi nada bom. Países latino-americanos com um Produto Interno Bruto (PIB) bem menor do que o nosso nos deixaram em muito para trás. Os melhores colocados na América Latina foram Colômbia, Chile, Costa Rica e Cuba, ocupando as posições de número 22, 33, 36 e 39, respectivamente. Enquanto isso, o Brasil amargava um 125º lugar, tendo sido considerado um dos sistemas de saúde mais ineficientes do mundo, junto de Serra Leoa, Mianmar, China, Vietnã, Nepal Rússia, Peru e Camboja!

Os Estados Unidos apareciam no mesmo relatório como o País que, proporcionalmente, mais gastava em saúde em todo o mundo – ou seja, é a nação onde o maior percentual do PIB é aplicado para cobrir gastos nessa área. Tanto dinheiro, porém, não foi suficiente para impedir que ocupasse apenas a 37ª posição.

De modo geral, para a OMS, um sistema de saúde exitoso deve se sustentar em sua capacidade de melhorar a saúde da população, ter capacidade de responder aos anseios de seus usuários e, claro, ser financeiramente viável. Nesse aspecto, a OMS se refere não somente à divisão do bolo da renda nacional, mas também ao impacto do preço da saúde no orçamento da população. Essa visão está no documento *A WHO Framework for Health System Performance Assessment*, de 2000. O mesmo relatório deixa claro que é necessário criar estruturas nas quais se evitem sobretaxas para os doentes.

Em 1988, quando surgiu o SUS, uma lei de diretrizes orçamentárias classificava que 30% da seguridade social seria alocada como gasto para a saúde. Em 2000, a regra mudou com o estabelecimento de um valor teto para esses recursos na medida em que o governo corrigiu em 5% o que fora gasto nesse ano e se comprometeu a corrigir os valores a serem alocados pelo governo federal sempre de acordo com o crescimento do Produto Interno Bruto. Essa premissa nada tem a ver com a lógica da saúde, posto que a inflação médica pela incorporação tecnológica não tem correlação com o PIB e o envelhecimento exige cada vez mais recursos, o que faz com que o insuficiente cada vez mais ficasse ainda mais insuficiente.

Paralelamente, a Lei de Diretrizes Orçamentárias determinou aos municípios a destinação de 15% dos seus tributos arrecadados à saúde. A participação dos estados foi fixada em 12% dos seus tributos e novamente uma distorção, pois cada vez que oscilam os tributos, oscila a quantidade de dinheiro destinado à saúde.

Hoje, o Brasil gasta proporcionalmente muito menos que gastava há dez anos, e a tecnologia e o envelhecimento estão aí. O problema se amplia quando vemos que perto da metade do dinheiro vai para o sistema suplementar e, portanto, para 50 milhões de habitantes. A outra metade fica para 150 milhões de pessoas.

Índia X Estados Unidos

Vem da Índia uma referência interessante de preços em procedimentos. Lá, uma cirurgia de catarata, que acomete mais de 60% da população com mais de 60 anos, custa entre US$ 100 e US$ 200. Nos Estados Unidos, os preços alcançam US$ 3,8 mil. E se nos EUA a hemodiálise, que é uma das referências mais importantes de custo em sistemas de saúde, implica gasto anual de US$ 65 mil por paciente, na Índia esse dispêndio atinge US$ 12 mil por ano, garantindo margem para quem a realiza e sem perda de qualidade.

Esses valores são muito maiores em valores absolutos nos casos de cirurgias cardíacas, particularmente nas trocas valvulares, nas quais a discrepância entre a Índia e os Estados Unidos alcança múltiplos de quase cem. É importante que não se tome isso de forma absoluta e radical, mas, se existem centros que realizam procedimentos por um custo tão mais baixo, deveria existir, por parte dos chamados países de economia diferenciada, um questionamento sobre os possíveis abusos e desperdícios. Muito possivelmente existem processos agregando custos e não valor.

Uma das interpretações para essa vantagem conquistada pelo sistema indiano seria uma estrutura peculiar, na forma de HUBS, verdadeiros centros de excelência para atender grandes quantidades de pessoas para a realização das cirurgias de catarata. Por exemplo, nesses locais, a altíssima tecnologia atrai profissionais talentosos à procura de especialização, e o grande número de atendimentos criados de maneira ordenada, estudada e focada em qualidade com segurança do paciente gera receita suficiente para sustentar a renovação dos aparelhos para inovação permanente e remuneração pautada pela escala. É o poder do volume usado em favor dos processos e de negociação.

Questões como essa demonstram claramente a urgência de nos debruçarmos mais profundamente sobre as soluções de outros países para estudar de que modo poderiam ser adaptadas ao nosso modelo, usando criatividade, quebra de paradigmas e menos corporativismo.

Capítulo 4

A judicialização da saúde

Embora o direito à saúde esteja claramente expresso na Constituição Federal desde 1988, o fenômeno da judicialização da saúde é algo novo no País. Foi a partir dos anos 2000 que os tribunais se tornaram uma importante porta de entrada para o acesso a produtos e serviços de saúde. A história da judicialização no Brasil se inicia com a demanda de pacientes com HIV para o acesso aos medicamentos antirretrovirais. De lá para cá, porém, os processos judiciais movidos contra o Estado para o acesso à saúde se multiplicaram, criando uma conta difícil de fechar e que de forma indireta privilegia alguns, tirando recursos de uma maioria.

Pelos dados mais recentes do Ministério da Saúde, o que se vê é um aumento rápido e descontrolado nos gastos para cobrir ações judiciais. Entre 2012 e 2014, o valor mais que dobrou: saltou de R$ 355 milhões para R$ 844 milhões. Uma fatia gorda do orçamento, mas que é dividida entre poucas pessoas. Em 2012, por exemplo, os 18 medicamentos mais demandados judicialmente representaram um gasto de R$ 278 milhões para os cofres públicos, registra um levantamento da Advocacia Geral da União (AGU). Entretanto, quando se observa a quantidade de pacientes beneficiados é que se tem a exata noção do preço da judicialização em saúde: todo o dinheiro acima foi gasto com demandas de apenas 523 cidadãos. O litígio está levando a um sistema menos justo e racional. Os tribunais acabam criando um SUS em dois níveis: um para os que procuram a Justiça para obter atendimento e outro para a população que não contesta o tratamento apresentado pelo SUS. Não responsabilizo o Judiciário por isso, mas toda uma falta de entendimento entre os interlocutores, que partem de uma suposta demanda justa, mas insustentável para uma vida em comunidade, com o agravante da falta de consistência científica.

Esse contexto se agrava quando se observa que grande parte dessas demandas junto ao SUS nasce de usuários que se servem do sistema suplementar de forma tradicional e que, por terem acesso à informação, entram na Justiça. A meu ver é o reforço da iniquidade, sendo que várias dessas demandas não têm sequer evidência clínica comprovada e, com o aval questionável por parte de alguns, sensibilizam o Judiciário a tomar decisão favorável a quem pleiteia o benefício.

No mesmo relatório produzido pela AGU, os técnicos do órgão tentaram calcular o tamanho da fatia que a judicialização representava em relação aos gastos totais com medicamentos. Usando os dados de 2010, o que se viu foi que os 240.980 processos à época no Judiciário somavam um gasto da ordem de quase R$ 1 bilhão (para ser mais exato, eram R$ 949.230.598,54). Comparando-se com os R$ 6,9 bilhões gastos pelo SUS em medicamentos naquele mesmo ano, tivemos um cenário no qual, a cada R$ 7 gastos na compra de remédios, R$ 1 foi usado para cobrir processos judiciais. Cabe lembrar que os mais de 240 mil processos representavam apenas as ações movidas contra a União e os estados de Minas Gerais, Goiás, Santa Catarina, São Paulo, Pará, Paraná, Tocantins e Alagoas. Os demais 17 estados mais o Distrito Federal não forneceram suas estimativas à AGU.

Já vimos que o gasto é grande e beneficia a poucos. Infelizmente, a questão não se encerra por aí. Uma revisão de 37 estudos sobre a judicialização do acesso a medicamentos no Brasil publicada em 2013 pela farmacêutica Izamara Damasceno Torres, na Universidade Federal da Bahia (UFBA), mostrou que na quase totalidade dos casos a liminar é concedida tendo-se como base a opinião do médico do paciente, sem a exigência de nenhum laudo adicional. Ao contrário de outros países, como a Inglaterra, em que o pedido do paciente deve ser observado por um órgão regulador dentro do próprio sistema de saúde, as ações movidas no Brasil têm sido entendidas apenas como peças jurídicas, ignorando-se o fato de que elas fazem parte de um quebra-cabeça muito maior, o da sustentabilidade do SUS.

Isso produz outra realidade, também observada pela revisão de estudos realizada pela farmacêutica Izamara, da UFBA: em uma parcela considerável dos casos, não haveria a necessidade de ação judicial se fossem observadas as alternativas terapêuticas previstas pelo próprio SUS. Isso significa que, em geral, o Judiciário brasileiro tem não apenas fechado os olhos para o impacto orçamentário de suas decisões, como tem também ignorado completamente o esforço do próprio SUS em criar e manter uma lista de medicamentos. Tal lista existe no País desde 1964 e atende pelo nome de Rename (Relação Nacional de Medicamentos Essenciais). Ela está organizada seguindo a recomendação da OMS para estruturar uma lista com aqueles medicamentos considerados essenciais para garantir a saúde dos cidadãos. Desrespeitar esse procedimento cria uma grande oportunidade para a indústria farmacêutica introduzir à força seus medicamentos mais caros, ainda que haja alternativas a eles ou que faltem indícios fortes para a sua eficácia.

Em razão da falta de alinhamento entre os poderes e da ausência da conclusão das regulações, o Judiciário tem optado por atribuir direitos, o que subtrai de uma grande parcela da população cuidados mínimos. Trata-se de uma intervenção judicial na gestão da saúde, pois o cidadão entra contra o poder público, demanda, cria penalizações pelo não cumprimento de ordem.

São também comuns, nas ações judiciais, prescrições de remédios por seu nome comercial, em vez do uso de nome genérico. A revisão de estudos feita por Izamara, da UFBA, mostrou que a grande maioria dos pedidos levados aos tribunais (entre 80,5% e 62,7%) opta pelos nomes comerciais, o que vai de encontro à Lei Federal nº 9.787/99, que determina que prescrições médicas e odontológicas realizadas dentro do SUS usem como referência os nomes genéricos dos medicamentos. Mais que um mero rigor legislativo, o uso da nomenclatura genérica é uma maneira de cortar gastos desnecessários com a aquisição de medicamentos de "marca".

O impacto de ignorar-se a lei de 1999 é bem ilustrado em um exemplo citado pela farmacêutica de uma ação movida em Santa Catarina. A prescrição anexada ao processo em questão citava o nome comercial do remédio X que deveria ser dado ao paciente Y. Uma vez que o juiz se decidiu favoravelmente à ação, o Estado foi obrigado a comprar o dito medicamento X, fabricado pelo laboratório Z, desembolsando um valor de R$ 250 para tal. Não seria nada demais, não fosse o fato de que exatamente a mesma formulação, com os mesmos componentes químicos e dosagem, em sua versão genérica, custava mais de dez vezes menos! O genérico do remédio X custava R$ 24!

Outro ponto polêmico são aquelas decisões em que os juízes obrigam o SUS a oferecer tratamentos experimentais, cujo uso no Brasil ainda não foi autorizado pela ANVISA. Medidas desse tipo contrariam outra normativa, a Lei nº 12.401/11, cujo texto deixa claro: "São vedados, em todas as esferas de gestão do SUS, o pagamento, o ressarcimento ou o reembolso de medicamento, produto e procedimento clínico ou cirúrgico experimental ou de uso não autorizado pela Agência Nacional de Vigilância Sanitária".

Como estamos vendo, os problemas relacionados ao processo de judicialização da saúde no Brasil dão uma lista: há os custos abusivos para o sistema, os poucos beneficiários, a extrapolação de leis, a falta de regulamentação sobre o processo de concessão de medicamentos pela via judicial… E podemos ainda somar a essas questões o perfil elitizado dessa pequena parcela da população que vai aos tribunais.

Em 2014, a Secretaria de Saúde do Estado de São Paulo tornou público que dois terços das ações judiciais movidas para a aquisição de remédios no âmbito estadual partiam de pessoas com convênios médicos particulares ou que frequentavam clínicas privadas. À época, em entrevista ao jornal Folha de S. Paulo, o médico infectologista David Uip, então secretário de Saúde, comparou a judicialização a um Robin Hood às avessas, que "tira dos mais pobres para dar a quem tem condições de pagar um bom advogado", nas palavras de Uip, com as quais a concordância é óbvia.

Segundo a revisão de estudos feita por Izamara, em várias das pesquisas analisadas os autores apontavam que, em muitos dos casos, o dinheiro usado para cobrir os gastos com o advogado poderia ser usado para pagar o medicamento ou o serviço demandado pela via judicial. De todas as ações reunidas pela autora, 70% partiam de advogados particulares. O dado deixa claro que o que está em questão, na maior parte das vezes, não é a melhoria do sistema para todos, mas sim a concessão de benefícios para alguns em detrimento desse todo.

Sempre que um juiz determina que o Estado deve pagar pelo tratamento de um cidadão, ele precisa ter em mente que o dinheiro para cobrir esse gasto deverá sair de algum lugar. Se isso for continuamente ignorado, o risco que se corre é o de o acúmulo de ações individuais gerar um grande prejuízo à coletividade. Não pode um único juiz ou médico, sozinhos, contrariarem toda a lógica, todas as legislações e normas pré-existentes.

Os riscos de não se obedecer ao critério de razoabilidade na hora de se estabelecer uma demanda judicial são bem ilustrados por um caso apresentado pela matéria "O paciente de R$ 800 mil", publicada pela revista Época em 2012. Conta a reportagem que em 2011, na pequena cidade de Buritama, no interior de São Paulo, metade do orçamento municipal para o fornecimento de remédios foi comprometida pelo pagamento de demandas judiciais. Dentre elas, destacava-se a decisão de um juiz que fez com que um único paciente levasse um sexto de todo o orçamento municipal: um paciente com a doença de Parkinson entrou na justiça para conseguir realizar um implante de eletrodos para amenizar a doença. O procedimento, que beneficiou apenas um dos 15 mil habitantes da cidade, custou aos cofres públicos R$ 108 mil.

Diante de situações como a narrada acima, é inevitável perguntar-se: Há saída para o problema? Como pode o Estado, ao mesmo tempo, garantir o direito à saúde a cada um de seus cidadãos, sem que o atendimento às necessidades de uns poucos faça com que uns tantos outros sejam prejudicados? A resposta para essas duas perguntas está na concretização de uma regulação já existente e que citamos anteriormente neste capítulo: a Lei nº 12.401/11. Além de vincular o atendimento às demandas judiciais à aprovação pela ANVISA das terapias ou medicamentos reivindicados, essa lei cria uma série de outras ferramentas que, no fim, estabelecem uma espécie de régua para determinar aquilo que é "justo" na área de saúde.

Afinal, individualmente, cada um de nós sempre vai querer o que de melhor há no mercado ou pior, aquilo que ele como cidadão, com conhecimento técnico restrito e muitas vezes induzido por terceiros, passa a entender como o melhor para a sua saúde. Diante de um cenário de recursos limitados, porém, é preciso criar critérios capazes de determinar até onde a demanda de um paciente é justa e, por isso, passível de ser coberta com o dinheiro do contribuinte. Além disso, é necessário estabelecer se uma determinada alternativa realmente é a mais adequada para o paciente, protegendo-o de "soluções milagrosas", ineficazes ou mesmo perigosas à sua saúde.

Pensando nisso, a Lei n° 12.401/11 criou um órgão dedicado a estabelecer esses parâmetros, a Comissão Nacional de Incorporação de Tecnologias no SUS (CONITEC). Tal comissão tem como missão avaliar as novas tecnologias em saúde, definindo quais delas devem ser englobadas no rol de terapias e medicamentos cobertos pelo SUS.

De acordo com um primeiro relatório de funcionamento da CONITEC, nos três primeiros anos de sua atuação mais de 700 questionamentos oriundos de órgãos do Poder Judiciário e do Ministério Público foram respondidos. Além disso, 114 novas tecnologias foram encaminhadas para incorporação ao SUS, triplicando a média anterior de incorporação de novas tecnologias pelo sistema de saúde.

Entre os pareceres favoráveis da Comissão estão o uso dos novos medicamentos biológicos para a artrite reumatoide, a recomendação de palivizumabe para a profilaxia do vírus sincicial respiratório em recém-nascidos de alto risco, a vacina contra o HPV (papilomavírus humano) e o uso do *stent* farmacológico.

O fenômeno da judicialização da saúde observado hoje no Brasil é o retrato de um sistema não eficiente, que traz demandas por tratamentos de eficácia não comprovada e por outros reconhecidamente eficientes, que a mecânica regulatória não dá conta de aprovar e de incluir na lista de opções oferecidas. Na raiz desse descompasso estão: a deficiência do sistema público em adotar procedimentos que envolvem alta tecnologia e as negativas do sistema privado em oferecer certos procedimentos, o que leva o paciente a exigir que o setor público o faça. O tempo das devidas áreas de análise deve ser encurtado e o conhecimento regulatório técnico deve ser levado como base de cada movimento do Judiciário. Este, porém, tem de se aproximar, dialogando principalmente com a sociedade científica, entender o princípio da equidade e, portanto, com agilidade no tempo, com conhecimento técnico e, sobretudo, com visão coletiva.

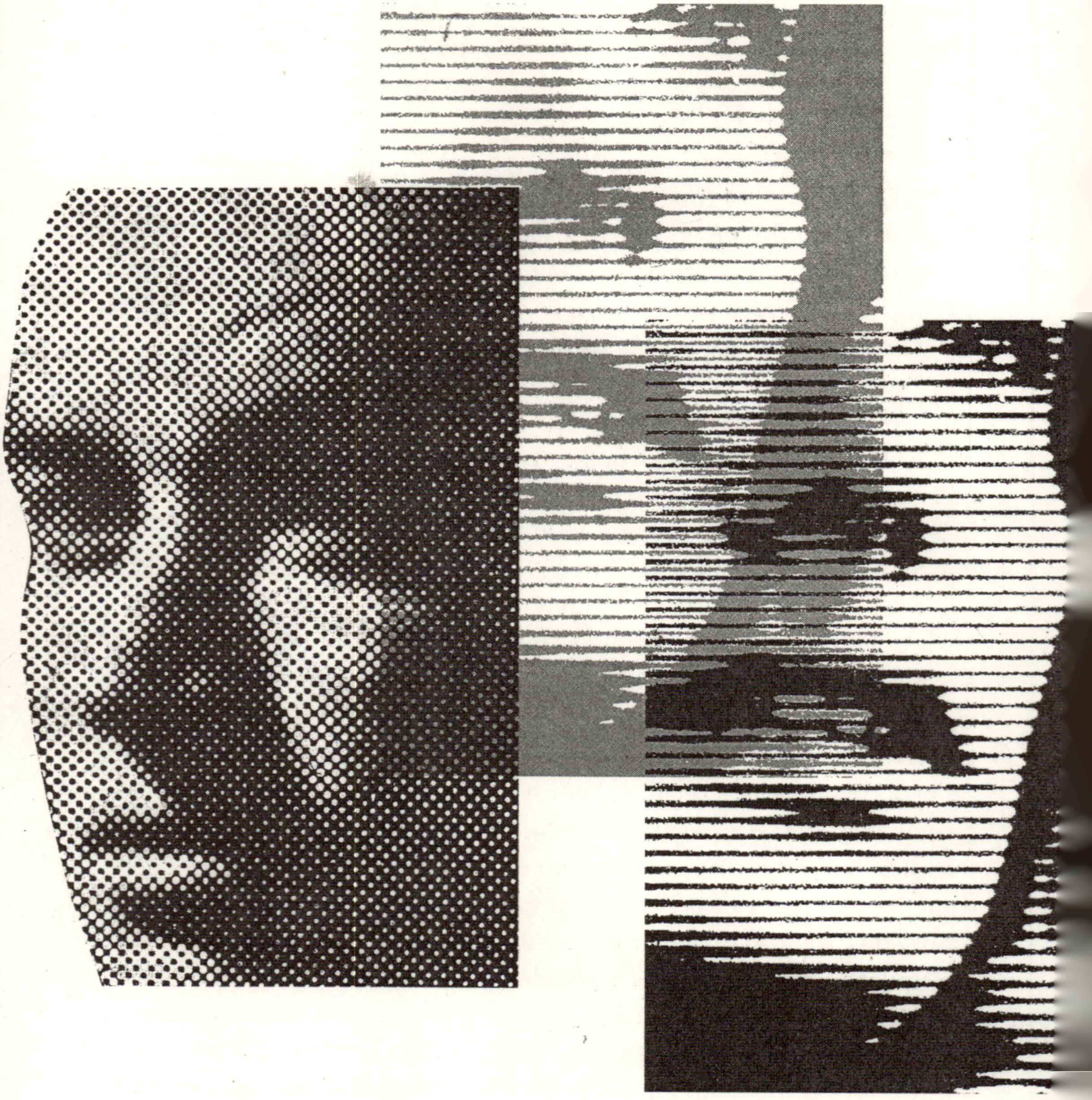

Capítulo 5

As oportunidades de um novo mercado

Seja o médico em seu consultório ou uma multinacional produtora de medicamentos, todos eles estão dentro de um mesmo braço da economia: o setor de saúde. Hospitais, centros de saúde, farmácias e farmacêuticas, desenvolvedores de equipamentos médicos, dentistas, seguradores, todos esses profissionais, serviços e indústrias, além de cumprir uma importante função no cuidado da saúde da população, são agentes econômicos e, como tal, podem contribuir para a geração de renda e para o desenvolvimento dos países.

Tal qual ele é compreendido dentro da economia, o setor de saúde é aquele responsável pela produção e comercialização de todos os produtos e serviços usados para proteger, tratar e preservar a saúde. O cidadão comum geralmente tem contato apenas com a ponta desse serviço, como o trabalho de médicos, enfermeiros e outros profissionais de saúde. Entretanto, em uma analogia com um *iceberg*, essa seria apenas aquela pequena área visível. Atuando de maneira mais discreta, há diversos outros atores econômicos que constituem a cadeia produtiva da saúde.

Podemos dividir o setor de saúde em quatro grandes áreas. A primeira corresponde a essa, mais evidente: são os tratamentos ambulatoriais ou fixos, oferecidos por instituições como hospitais, centros de reabilitação e de cuidados especiais, consultórios e farmácias. Para que eles operem, porém, é necessário o trabalho de outra grande área, que atua nos bastidores: os produtores e os fornecedores de medicamentos e aparelhos e os desenvolvedores de tecnologia em medicina. Entre essas duas pontas, surge uma terceira área: a dos varejistas e atacadistas de produtos de saúde. Por último, e orbitando em torno do setor de saúde, há uma grande área que engloba atividades próximas, como o turismo de saúde, os *spas* e as atividades de esporte e lazer que têm como foco o bem-estar e a saúde da população. Somem-se a isso serviços de suporte para casa e em particular os sistemas de tecnologia da informação.

Somadas, essas quatro grandes áreas possuem um enorme potencial econômico e, se bem planejadas, podem representar uma fonte robusta de renda e de empregos para o País. Calcula-se que nos países desenvolvidos cerca de 30% dos empregos estejam dentro desse segmento. Um exemplo que ilustra bem como a saúde pode ser um poderoso antídoto para as crises da economia: em 2008, uma grave crise econômica se abateu sobre as principais economias desenvolvidas, com forte impacto sobre o potencial de crescimento desses países. Como reflexo, muitas dessas nações viram seu crescimento anual reduzido a zero ou, em muitos casos, registrando contração – como foi o caso da Espanha, de Portugal e da Grécia, ainda hoje buscando meios para se recuperar. Apesar do cenário desolador de seus vizinhos europeus, um dos países do bloco, a Alemanha, mostrava uma economia bem mais resiliente que a dos demais. Até aqui, nenhuma novidade. Quem acompanhou a crise deflagrada em 2008 certamente se lembra de como os alemães "surfaram na onda" naquele momento, reforçando seu poder de decisão dentro da União Europeia.

O que nem todos sabem é que um dos setores responsáveis pela resiliência econômica alemã foi, justamente, a saúde. Em um momento de vacas magras para quase todas as áreas da economia, a saúde conseguiu manter-se extremamente saudável. Enquanto o PIB alemão sofreu contração durante quatro trimestres seguidos, o mercado de saúde na Alemanha cresceu 10,38% de 2008 a 2010. Naquele ano, 4,8 milhões de trabalhadores do País dedicavam-se a atividades dentro do setor, que, desde a crise, passou a responder por um a cada quatro novos postos de trabalho criados. Os bons resultados despertaram especial interesse por parte do governo alemão, que, em 2011, contratou a renomada empresa de consultoria Roland Berger para traçar o potencial de crescimento desse segmento para as próximas décadas.

No relatório enviado ao Ministério da Economia alemão, os consultores apresentavam um futuro de oportunidades: a expectativa é a de que, até 2030, o setor siga em expansão, crescendo em média 6% ao ano. O texto aconselhava o País a expandir suas exportações de produtos médicos, especialmente em direção à África, América Latina e países de língua inglesa. Em relação à empregabilidade, a maior demanda desenhada de agora até 2030 é referente aos postos relacionados à enfermagem. Com o envelhecimento da população, haverá cada vez mais e mais gente precisando de cuidados, aumentando a demanda por profissionais que atuem nessa área, fruto da proximidade do tratamento junto ao cuidado.

No nosso País, o aspecto econômico da saúde vem passando por várias mudanças. A principal delas foi o artigo 142 da Lei nº 13.097 de 19 de janeiro de 2015. O novo marco jurídico amplia os casos em que pode haver a participação de capital estrangeiro na área por aqui, alterando a Lei Orgânica (Lei nº 8080, de 1990). Na prática, o que muda é que, agora, está expressamente permitida a participação ou o controle por empresas estrangeiras de algumas das atividades de assistência à saúde.

Por exemplo, empresas estrangeiras interessadas em instalar hospitais no País (sejam eles de caráter lucrativo ou filantrópico, gerais ou especializados) não apenas poderão fazê-lo como poderão tomar empréstimos, receber financiamento ou doações de organizações também de outros países. O mesmo acontece no caso do desenvolvimento de pesquisas, na criação de laboratórios e no fornecimento de medicamentos e produtos para a saúde.

Antes da mudança, a realidade era bem diferente. De acordo com a Lei nº 8080, não havia a possibilidade de participação de capital estrangeiro na área de saúde. Entretanto, na Constituição Federal previa-se a possibilidade de doações de organismos internacionais e o financiamento por meio de empréstimos tomados no exterior. Essa dubiedade fez com que, em 2008, a Procuradoria Geral da República divulgasse um parecer no qual propunha o entendimento de que as situações previstas na Constituição de 1988 poderiam ser aplicadas à assistência à saúde em áreas complexas, que exigissem a aquisição de equipamentos modernos e de conhecimentos mais avançados, de modo que esses serviços fossem prestados de maneira complementar àqueles oferecidos pelo Estado, preenchendo as lacunas por ele deixadas. Entretanto, venho reforçando sistematicamente que o cerne da questão não se encontra na origem do capital, mas sim na segurança jurídica que ele exige para ser alocado na saúde. O Brasil precisa de muito recurso para ser investido na saúde e grande parte já está aqui e possivelmente no imenso mercado que é o SUS. A maioria da população necessita ter à sua disposição uma quantidade enorme de recursos e a iniciativa privada poderá fazê-lo em condições de retorno adequadas.

A Espanha é um ótimo exemplo onde isso existiu e aqui o fenômeno pode se repetir, caso as condições contratuais sejam mantidas e garantidas.

Afora isso, o futuro nos impõe ações urgentes para responder adequadamente a esse novo mercado. Uma delas é o incentivo à cultura das *startups* – hoje sem dúvida um dos principais pontos de pensamentos inovadores – e de sua aproximação com as grandes empresas. É dessa combinação que está nascendo boa parte das transformações que ajudarão a garantir mais saúde e conforto à população. Vejam o exemplo da biomedicina, campo fascinante baseado no uso de recursos bioeletrônicos (*chips*, sensores etc.) que já se desenha como uma das grandes revoluções no cuidado com a saúde. Entre outros benefícios, eles permitem o monitoramento mais preciso de indicadores vitais, como pressão arterial, temperatura, taxa glicêmica, por parte dos pacientes e dos médicos, e também podem tratar, funcionando como verdadeiros remédios eletrônicos.

Na área da pesquisa, começam a surgir modelos virtuais de doenças – recentemente, por exemplo, pesquisadores americanos anunciaram um para estudar a doença de Alzheimer. É possível imaginar o que esse novo tipo de conhecimento trará de impacto e o que exigirá de conhecimento dos profissionais.

Independentemente da sua formação básica, novas competências serão necessárias para o profissional do mercado de saúde em formação. São elas: profundo conhecimento em tecnologia de informação e em bioinformática, capacidade pedagógica de ensinar quem atua na saúde – o principal professor hoje é o dr. Google – e grande domínio em genômica. Aliás, aqui há uma situação bem complicada. Trata-se de uma área que cresce muito rapidamente e boa parte dos profissionais em atuação conhece pouco da área. Como capacitar esses profissionais? De que forma mantê-los atualizados?

O primeiro passo é deixar esse panorama explícito. Divulgar o estado atual da formação em saúde nos meios acadêmicos, entre os profissionais que estão na ativa ou em vias de profissionalização. Infelizmente, há pouco conhecimento sobre o tema e sobre todos os aspectos que o envolvem, o que só aprofunda a crise.

Parte fundamental de um movimento de atualização é repensar os modelos de pós-graduação. A sociedade precisa de cursos que aproximem a pesquisa da translacionalidade e, digo mais, incentivar politicamente a atividade privada para esse projeto. No Brasil isso acontece em pequena proporção, pois de forma geral investimos muito pouco em pesquisa e desenvolvimento, sendo que o foco não pode ser somente o das publicações, mas, sobretudo, o das patentes. Israel é uma referência nesse sentido e, a meu ver, ele é fruto do casamento entre a sociedade científica, as organizações de renome e investidores, o que deveria nascer como forma de incentivos estimulada por políticas públicas.

Vejo também neste momento a necessidade de formação de uma liderança científica mais forte e com uma visão que transpasse o tecnicismo das máquinas, dos medicamentos e dos serviços de apoio. O seu olhar deve ser mais crítico e construído a partir de elementos fundamentais, como uma visão forte acerca da governança, cultura de processo contínuo de melhoria de qualidade, conhecimentos de infraestrutura, definição adequada das prioridades do cuidado e monitoramento de qualidade permanente. Essa proposta é fruto de um pacto estabelecido pelos maiores hospitais americanos que o criaram sob a forma de um verdadeiro *check-list* exigido de lideranças que assumem a gestão.

O líder deve estar treinado para tomar decisões, debater práticas e assumir em alguns momentos uma postura firme para mudanças. As prioridades de entrega do cuidado exigem atenção integrada em estrutura de um time multiprofissional para a qual os médicos não foram treinados, decisões em grupo e, na medida do possível, uma customização para a população que está sendo atendida. E isso tudo com um pano de fundo no qual se trabalhem elementos-chave, como controle de infecção e outros problemas que, se ocorrerem, sejam tratados com a devida transparência.

Esses parâmetros são exigências para que uma liderança possa ser exercida de forma efetiva e, para tal, deveriam fazer parte de processos educativos voltados a quem se ocupa de pensar e, mais que isso, de fazer algo pela saúde. Se essas transformações não forem executadas, seremos verdadeiros distribuidores de remédios, fazedores de exames e seguiremos a ser regidos por mecânicas remuneratórias, a meu ver, inviáveis nas mais promissoras economias do mundo.

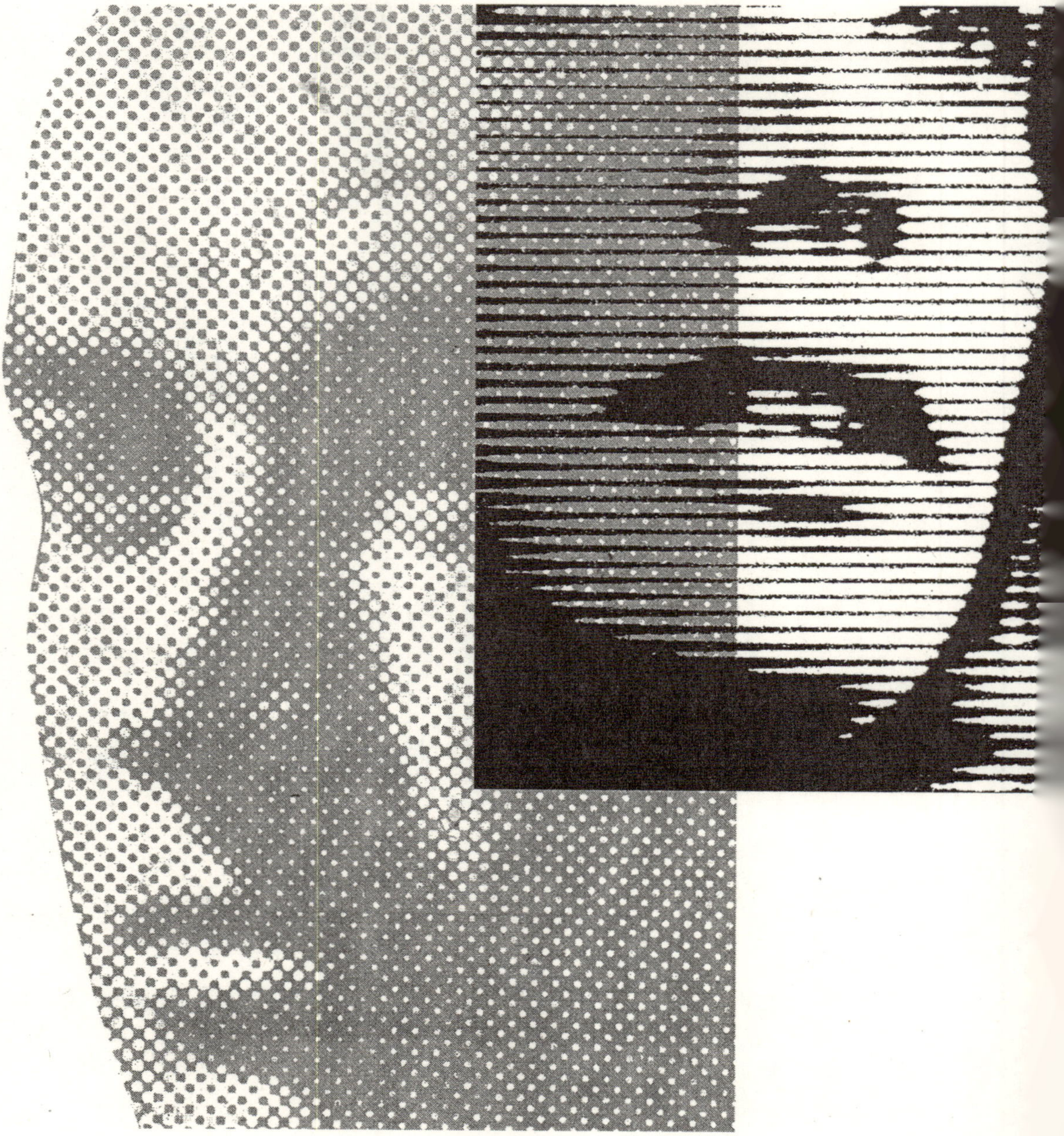

Capítulo 6

O papel do médico no futuro

Formar profissionais de saúde com excelência. Esse parece ser o grande desafio do País quando o assunto é mão de obra. Pelo menos foi essa a principal fraqueza apontada em uma pesquisa realizada em 2015 pela empresa de consultoria KPMG. Dos entrevistados, 65% consideraram o nível das universidades como empecilho para a formação de mão de obra. Percentual semelhante (64%) considerou a formação médica inadequada, não apenas no que diz respeito à qualidade do ensino, mas também em relação à quantidade de profissionais postos anualmente no mercado.

Basta navegarmos na base do Banco Mundial para descobrir como o número de médicos no País, embora não seja dos mais baixos, também está longe de ser dos mais altos. No Brasil, há 1,8 médico para cada mil habitantes. Para esse mesmo número de habitantes, os nossos vizinhos argentinos contam com quase o dobro de médicos (3,2). Comparando o incomparável, a pequena ilha de Cuba, que socorreu o gigante Brasil com profissionais de saúde, tem 6,4 médicos para os mesmos mil habitantes. Basta pensar no tamanho do Brasil e no modo como nossa população está distribuída para concluir que as piores situações de escassez de profissionais de saúde, certamente, não estarão nos grandes centros urbanos, mas sim nos grotões do País.

Um dos grandes desafios é formar gente de acordo com as nossas necessidades, seja em relação à geografia, seja no que diz respeito às particularidades da população brasileira em relação ao que ela de fato precisa em termos de atendimento. Em um panorama geral, podemos dizer que hoje a maior parte das vagas e dos egressos dos cursos de graduação em saúde está no Sudeste. Se somarmos todas as outras regiões, elas não representam nem 50% dos formados. Em relação ao tipo de universidade, a maior parte dos alunos brasileiros da área de saúde é formada por instituições particulares. Eles são 70% contra 30% oriundos das públicas. O número atual é uma inversão do que se observava antigamente no País. Dados da Escola Nacional de Saúde Pública, da Fundação Oswaldo Cruz, mostram que, até 1998, 70% dos formandos do setor vinham de universidades públicas.

O grande marco para a mudança no cenário foi a Lei de Diretrizes e Bases de 1996 (LDB), que reduziu as regras para a abertura de faculdades e cursos particulares. Se o número de vagas aumentou abruptamente, o mesmo não pode ser dito sobre a qualidade na educação. Além disso, o crescimento na quantidade de vagas não acompanhou as necessidades geradas na área de saúde. Continuamos formando profissionais que não possuem as expertises demandadas por uma área em franca transformação. E continuamos a manter uma mentalidade que coloca o médico no centro de toda a cadeia, como se somente ele fosse capaz e responsável por garantir que ela funcione de modo a alcançar o objetivo primordial, o de atender o paciente.

A maleabilidade e a interseção de conhecimentos, somadas a uma intensa sofisticação tecnológica, obrigam a repensar o papel do médico dentro desse mercado. Os novos recursos e demandas exigem atributos e capacidades que devem ser partilhados entre os outros atores do segmento. Vivemos uma revolução sem precedentes nas relações sociais com o avanço das mídias sociais e o crescente empoderamento individual em diversas áreas da vida – e a saúde é uma delas. Há um caminho sem volta de o paciente estar no centro de tudo, com a democratização da informação a partir dos registros digitais e de seu acesso a prontuários eletrônicos, por exemplo. Há compreensão dos médicos sobre essa mudança?

Por isso, também há a necessidade de investimento em treinamento e educação continuados, uma exigência que se fará cada vez mais presente com a entrada de novos recursos tecnológicos. É preciso renovação de expertises para que eles sejam utilizados de forma correta, tanto do ponto de vista técnico quanto sob o aspecto das indicações certeiras. Outro progresso que precisamos realizar é formar profissionais capazes de organizar e interpretar a imensa variedade de informações sobre a saúde como um todo, estando em sintonia com o futuro norteado pelo *Big Data*.

As demandas são grandes o bastante para que sejam respondidas apenas pelo Estado. As próprias instituições de porte deverão ter suas bases de treinamento. Cabe aqui uma defesa para tirar a prestação direta do atendimento da estrutura de Estado e defender a maior inserção do setor privado. O Estado tem estrutura para preparar os novos profissionais do mercado de saúde? Claro que não. Pelo menos na intensidade e velocidade necessárias.

Elas também são por demais complexas para que o médico seja o ator principal dessa cadeia. É preciso abrir o debate sem querer fazer reserva de mercado ou corporativismo, buscando agir no que de fato é importante: a necessidade do paciente. Com tantas transformações tecnológicas, sociais e populacionais – não se pode esquecer do envelhecimento da população e das novas demandas que surgem daí –, o médico não tem condições de assumir tudo sozinho. Ele pode, por exemplo, participar do desenvolvimento de novas estratégias para, aí sim, criar mecânicas de controle que visem à segurança do paciente. Visto sob essa perspectiva, há um campo enorme para profissionais da área da bioengenharia, biólogos e biomédicos, por exemplo. Para o médico, áreas em crescimento, como a de regeneração de tecidos, a de cirurgia robótica – com movimentos incrivelmente precisos –, a telemedicina e os procedimentos guiados por aparelho de imagem, já somam desafios suficientes. Esse contexto todo exigirá do médico uma formação sólida em liderança e em aspectos de governança, tornando-o um agente ativo na coordenação de equipes, fato imprescindível para o domínio de uma área que necessita de muitas vocações e competências como é a saúde.

Novas responsabilidades

A formação médica exige hoje conhecimentos atuais e outros que, embora em fase de maturação, precisarão de envolvimento e aprofundamento. Um desses aspectos é aquilo que convencionamos chamar de literácia digital, que é a capacidade de localizar, organizar, compreender, avaliar e analisar a informação da tecnologia digital. Médicos e profissionais de saúde literatos digitalmente podem se comunicar e trabalhar de forma mais eficiente.

Isso significa que, afora os treinamentos tradicionais, esses profissionais deverão ter novas responsabilidades para as quais deverão ser treinados, como aplicativos, *smartphones*, banco de dados digitais, redes sociais etc. O tempo está trazendo esse movimento em uma enorme velocidade e acredito que um de nossos desafios é o de trazer ao corpo médico atuante plataformas educativas disruptivas que possam rapidamente integrá-lo a essa mecânica de realidade. Não há tempo para esperarmos uma troca de gerações para esse quesito.

Capítulo 7

A ética e a nova medicina

A incorporação tecnológica deve ser precedida pelo debate da ética. A ética pressupõe, no contexto do sociólogo e economista alemão Max Weber (1864-1920), a presença do próximo como marca de referência divisória. Na saúde, o próximo é o paciente. A ele devemos concentrar todos e os melhores esforços e dentro dessa raiz é que nasce a avaliação das diversas incorporações tecnológicas. Ela ganha dimensão maior frente à necessidade de combater a integração tecnológica onerosa e acrítica e também a má conduta em busca de lucro, como cobranças indevidas na colocação de próteses ou o chamado rebate (quando um profissional da saúde aceita pagamento para encaminhar o paciente a outro médico ou serviço). Práticas desse gênero não são exatamente uma novidade e deram ensejo a leis como *Anti-Kickback*, de 1972, que proibiu a oferta de qualquer valor ou recompensa pelo encaminhamento de pacientes a outros médicos.

Posteriormente, uma nova regra, conhecida como *Stark Law*, de 1992, elevou ainda mais o grau de vigilância vetando aos médicos o referenciamento de pacientes aos serviços Medicare e Medicaid se houver vínculo familiar ou relação financeira com a entidade. O termo "referência" é definido por essa lei de forma mais ampla do que simplesmente recomendar um fornecedor de serviços de saúde a um paciente. Ela veta ao médico pedir ou criar um plano de cuidados que inclua a indicação dos serviços que prestarão a assistência prevista, como centros de análises clínicas. Em 2013, essa mecânica legal ficou mais conhecida internacionalmente pela notoriedade dada ao caso de um cardiologista do Estado de New Jersey que foi condenado à prisão por ter recebido dinheiro pela indicação de paciente.

Como se vê, a preocupação americana não é de hoje. Com o crescimento do mercado de saúde e a expansão das corporações farmacêuticas, muitas delas sediadas nos EUA, o País vem mantendo um debate e uma vigilância vigorosos sobre as condutas éticas. Nesse escopo, mais leis foram criadas nos últimos anos para impor limites às interferências da indústria nas práticas da saúde e às extrapolações dos médicos.

Um dos principais alvos dessas leis foi regrar o relacionamento dos médicos com a indústria. Pesquisa feita em 2007 mostrou que nada menos do que 83% dos médicos em atividade nos EUA haviam recebido presentes da indústria farmacêutica. Um número menor, mas ainda bem significativo (28%), cultivava laços mais fortes: tinha prestado serviços e recebido pagamento por trabalhos como consultores ou pesquisadores. O mesmo estudo mostrou que 60% dos médicos que haviam reportado relação com a indústria participavam de atividades educacionais, enquanto 40% estavam engajados em grupos de trabalho para a formulação de orientações médicas (as chamadas *guidelines*, usadas por médicos de todo o mundo para orientar o tratamento dos pacientes).

Outro trabalho, publicado em 2013 pela revista científica *New England Journal of Medicine* (NEJM), revelou que 60% dos urologistas e gastroenterologistas entrevistados no estado de Massachusetts para esse estudo haviam recebido "incentivos" da indústria. Na cardiologia, o percentual chegou a 45%. Neste estudo, os pesquisadores classificaram, como incentivo, toda sorte de troca monetária, o que vai desde doações de caridade feitas pela indústria até ações de marketing, participação em conferências, recursos para pesquisa, alimentação, educação e treinamento e até pagamentos em dinheiro mesmo. Na verdade, este último item representou a maior parte dos tais "incentivos".

Um simples olhar é suficiente para identificar áreas nas quais há influência direta ou indireta da indústria na prática médica. No entanto, existe uma capilaridade muito mais fina e sensível nessas relações. Dados de 2001 já revelavam, por exemplo, que mais da metade dos recursos disponíveis para o desenvolvimento de pesquisas médicas é originária de laboratórios farmacêuticos. É absolutamente pertinente que a indústria invista no desenvolvimento de fármacos e contribua para o avanço da ciência. Assim como é também inevitável não se preocupar com os efeitos indesejados de uma realidade na qual os estudos são predominantemente custeados pela indústria.

As autoridades de saúde dos Estados Unidos viram-se diante de uma série de questionamentos éticos. Por exemplo, como garantir que estudos socialmente relevantes e desinteressantes financeiramente fossem também financiados? E quais seriam os mecanismos para evitar que profissionais da saúde não sucumbissem às pressões das indústrias no exercício das suas atividades? E qual a melhor maneira de zelar para que os lançamentos contemplem os interesses da sociedade e não sejam pautados apenas pelo lucro do segmento?

Em face desses dilemas e dos dados que mostravam a vulnerabilidade dos médicos, foi criada uma lei pioneira. O chamado *Sunshine Act* – em inglês, *sunshine* significa raio de sol – veio para lançar luz sobre as relações entre indústria e médicos, garantindo à sociedade que partes importantes dessas negociações não ficassem mais restritas aos bastidores. A decisão faz parte do *Affordable Care Act*, de 2010 (também chamado de Obamacare, em alusão ao presidente dos EUA, Barack Obama). O *Affordable Care Act* promoveu uma reforma profunda nas leis relacionadas aos cuidados médicos nos Estados Unidos visando dar mais protagonismo aos pacientes do sistema de saúde americano.

No bojo dessa reforma, uma das questões mais destacadas foi exatamente a resolução das situações de conflito entre o interesse privado (de médicos e empresas) e o público. O que o Sunshine Act determina é que as companhias desse segmento (sejam produtoras de medicamentos, fabricantes de equipamentos ou dispositivos médicos) declarem todo e qualquer valor acima de US$ 10 pagos a médicos ou a hospitais universitários. São estabelecidos três tipos diferentes de relações envolvendo esses atores: o primeiro engloba os pagamentos diretos realizados aos médicos – como almoços ou viagens pagos pela indústria. O segundo abarca a participação comercial de médicos nessas companhias como sócios ou na condição de donos dessas empresas. Por último, o pagamento realizado a médicos por sua participação em pesquisas financiadas pela indústria.

A obrigatoriedade em desvelar essas informações começou a valer em agosto de 2013. O primeiro prazo para a entrega dos dados (referentes a 2013) foi março de 2014 e a primeira divulgação das informações coletadas foi feita no dia 30 de setembro de 2014.

De acordo com a organização jornalística ProPublica, que realiza consecutivos trabalhos investigativos sobre os números disponibilizados, até o momento há dados de 17 companhias, as quais, em termos de divisão do mercado, representam aproximadamente metade do setor farmacêutico. O montante declarado foi de US$ 4 bilhões, abrangendo 1.360 hospitais universitários e 546 mil profissionais de saúde, entre médicos, dentistas e osteopatas.

O Sunshine Act é um marco decisivo. Além de tornar a informação pública, ele a fez também acessível com a criação da página *Open Payment* ("Pagamentos Abertos", em tradução livre). Ali, os pacientes podem consultar se o seu médico mantém alguma relação com a indústria e, em caso positivo, qual é a relação mantida e quais foram os benefícios recebidos. Aos médicos, é garantido o direito de divulgar seus vínculos e gratificações vindos da indústria antes que ela o faça.

O conceito que embasa a medida é colocar uma espécie de raio X sobre as formas de financiamento existentes entre indústria, médicos e hospitais, tornando mais fácil para a sociedade exercer seu poder de controle social sobre os casos em que há abusos ou conflitos de interesse. O fato de ser uma lei também criou uma base de dados mais abrangente e consistente do que a que havia até então no País. Isso porque, mesmo antes do Sunshine Act, alguns estados americanos (como Massachusetts e Minnesota) já coletavam e publicavam dados sobre as relações entre indústria e médicos.

Da mesma forma, algumas das principais companhias farmacêuticas já eram obrigadas a declarar parte de suas informações devido a acordos com o governo referentes a abusos passados. Nenhuma dessas ações, porém, foi capaz de criar uma base de dados tão potente quanto a oriunda do Sunshine Act.

Ainda que a medida seja muito recente para se fazer uma análise aprofundada de seus impactos, é possível antever uma relação mais transparente entre indústria e médicos para o futuro. Não é de interesse das companhias ganhar má reputação com o público em geral, assim como não o pretendem os profissionais de saúde. Além disso, a medida americana tem servido de exemplo para que outros países comecem a pensar em regulações semelhantes. França, Portugal, Dinamarca e Eslováquia são algumas das nações que vêm discutindo leis para tornar obrigatória a divulgação de dados sobre pagamentos a médicos realizados pela indústria.

No Brasil, não temos ainda uma ferramenta tão poderosa quanto o Sunshine Act, mas desde 2012 um acordo assinado pelo Conselho

Federal de Medicina e pela Associação da Indústria Farmacêutica de Pesquisa (Interfarma) criou limites para evitar a sobreposição entre interesses pessoais ou de mercado e o bem-estar do paciente. Por exemplo, com o acordo, o pagamento de diárias durante congressos ou seminários passou a ser restrito ao próprio profissional. Antes, acompanhantes ou familiares podiam ser incluídos. Brindes oferecidos pela indústria farmacêutica também passaram a ter um valor máximo (um terço do salário mínimo) e devem ter relação direta com a prática médica. É ainda um passo pequeno, mas já se pode dizer que é um começo na caminhada para criar maior transparência na relação entre a indústria, os médicos e a sociedade.

Nossa lição de casa é clara: devemos aprimorar nossos mecanismos para tornar transparentes as relações entre os profissionais da saúde, os fornecedores de serviços e a indústria. É cada vez mais imprescindível que as informações sobre os vínculos existentes estejam ao alcance da sociedade. De preferência, a um clique.

Isso não significa uma ruptura entre a comunidade médica e assistencial com a indústria, mas um reposicionamento de limites, de compromisso com a transparência. A integração entre a indústria e a comunidade médica é muito importante tanto na escolha como na aplicabilidade prática, mas deve ser feita na certeza do benefício e no valor junto ao paciente.

Capítulo 8

O poder do paciente

Dar ao paciente oportunidade para expandir o seu papel no cuidado com sua própria saúde, equipando-o e fornecendo condições para fazê-lo, é fundamental para a construção de novos modelos de atenção à saúde. Um relatório produzido pelo parlamento britânico em 2014, reunindo mais de 100 experiências de todo o mundo, estabeleceu quatro pontos-chave para o funcionamento das políticas de empoderamento dos pacientes. De acordo com o estudo, o primeiro passo para colocar essa engrenagem para funcionar é uma mudança de visão. Pacientes e comunidade local precisam ser entendidos como atores ativos e não apenas como fontes de necessidades médicas. Outra questão fundamental é a adaptação das estratégias para o contexto local onde está inserido, isto é, se estamos falando de um posto de saúde volante para o atendimento da população ribeirinha, precisamos ter em mente quais são as necessidades e os costumes dessa população em específico, e não dos pacientes dos grandes centros urbanos.

O texto ainda chama a atenção para o fato de que mudar o modo de agir dos pacientes e dos profissionais é algo que envolve um esforço geral desde o topo até a base da pirâmide, o que significa que as políticas de saúde precisam "comprar" essa ideia. Atul Gawande, autor do livro *Checklist Manifesto* e que introduziu importantes medidas de mudança cultural na prática cirúrgica, chama atenção para o envolvimento de todas as pessoas para que tais mudanças de fato aconteçam. E, por último, registra o relatório que empoderar o paciente é muito mais do que "informá-lo". É oferecer as ferramentas e as habilidades necessárias para que ele ocupe esse espaço. De forma objetiva isso tem se tornado mais frequente com a criação dos conselhos de pacientes, que têm forte impacto de caráter participativo e de mudança cultural.

É inegável que os indivíduos hoje têm acesso a muito mais informações sobre as doenças e os tratamentos do que em qualquer outro momento da história. E não estou me referindo apenas à fonte inesgotável de conhecimento que é a internet – que permite, em segundos, consultar artigos científicos e opiniões médicas sobre praticamente qualquer problema de saúde. Muito mais que o conhecimento *online*, há hoje organizações por todo o mundo que reúnem e oferecem apoio a pacientes, não apenas trazendo conforto e aconselhamento durante um momento de doença, mas ajudando-os também a descobrir o caminho para o acesso a serviços de saúde e a outros direitos. Veja o exemplo das associações para pessoas com doenças reumáticas, que abarcam desde o aconselhamento sobre os produtos para tornar o dia a dia mais fácil até a consultoria sobre como acessar medicamentos biológicos via SUS ou acessar o fundo de garantia por doença.

Na área médica, porém, o que podemos dizer é que há ainda muito a ser feito para envolver o paciente no cuidado com sua própria saúde. O avanço da ciência nas últimas décadas proporcionou uma multiplicação das opções disponíveis para o controle e o tratamento das doenças. Entretanto, na maior parte das vezes os pacientes não possuem ferramentas que os ajudem a "navegar" de maneira segura nesse mar de opções. Por isso, muitos pacientes ainda se sentem como meros seguidores de receitas passadas pelos profissionais de saúde. Provavelmente, você já ouviu ou mesmo proferiu uma destas frases: "vou começar a me exercitar porque meu médico mandou", "estou tentando comer menos doces porque meu médico mandou"... Essa ideia de "médico mandou" vai, totalmente, na contramão da proposta do atendimento médico centrado no paciente e se ela ainda é presente, é sinal de uma falha coletiva. O desafio aqui é fazer com que as pessoas compreendam que começar uma atividade física ou alimentar-se melhor é importante porque faz bem à saúde e as faz se sentir melhor. Não porque o médico mandou.

As origens da ideia

Embora o termo "empoderamento" venha do inglês *empowerment*, uma das raízes da ideia pode ser encontrada no trabalho do educador brasileiro Paulo Freire. Para Freire, o processo educativo era uma maneira de dar condições às pessoas para participar e transformar a realidade. A base do pensamento freiriano é a educação para a autonomia, princípio que, anos mais tarde, começou a ser usado por acadêmicos da área de saúde. Um dos grandes argumentos para se adaptar o conceito da pedagogia para a saúde é a forte relação existente entre doenças e o nível de educação – e, consequentemente, autonomia.

Não é novidade a relação entre nível educacional e saúde. Um estudo na Suécia, por exemplo, realizado tendo como base homens suecos nascidos entre 1945 e 1955, mostrou que, a cada ano a mais na escola, os riscos de maus hábitos relacionados à saúde se reduziam em 18,5%. O aumento da expectativa de vida é outro fator constantemente relacionado aos níveis educacionais. Em uma revisão de trabalhos realizada com o apoio da Organização para a Cooperação e o Desenvolvimento Econômico (OECD, em sua sigla em inglês) e publicada em 2006, os pesquisadores encontraram fortes indícios para essa relação. No mesmo trabalho, mostram ainda boas evidências de que mais educação tem impacto positivo sobre a redução da mortalidade infantil, no uso mais frequente de cuidados preventivos e na procura por especialistas e na diminuição da taxa de hospitalização.

Até mesmo a depressão parece sofrer influência do nível educacional. Em um estudo feito com mulheres britânicas, os cientistas encontraram taxas de depressão 15% superiores no grupo de mulheres sem nenhuma qualificação. Baseando-se nesses achados, eles calcularam que, apenas considerando os custos da depressão, o investimento em formação educacional poderia poupar £$ 220 milhões (cerca de R$ 1 bilhão) a cada ano para os cofres públicos do Reino Unido.

Autonomia garantida

Se os níveis de educação em geral são capazes de impactar sobre a saúde, imagine então qual não é o efeito da educação para a saúde sobre a qualidade de vida dos pacientes. Um dos maiores benefícios antevistos no processo de empoderamento dos pacientes é no cuidado daqueles que possuem doenças crônicas, que são aquelas enfermidades para as quais não há uma cura, o que obriga o paciente a aprender a lidar com as limitações impostas. Nesse caso específico, dar mais autonomia aos pacientes significa ajudá-los com estratégias de manejo para lidar com o problema de saúde. É sabido que muito desse cuidado pode ser feito de maneira independente, pelo paciente, de dentro de sua própria casa. Entretanto, nem sempre ele ou os familiares se sentem seguros o suficiente para tomar atitudes sozinhos, sem a presença de um profissional de saúde.

Um estudo realizado no Reino Unido em 2014, pelo sistema de saúde local, ilustra bem esse empecilho. Tentando entender melhor o que os pacientes pensam sobre as estratégias de empoderamento, foram realizadas entrevistas com 2,5 mil usuários do sistema, todos eles pacientes crônicos. Três a cada quatro dos entrevistados disseram aos pesquisadores que acreditavam ser capazes de fazer mais para a sua saúde sozinhos, de casa. Entretanto, eles se sentiam impedidos de fazê-lo por acreditarem não possuir a informação e o suporte necessários. Diante do grande interesse dos pacientes em participar mais do tratamento, os pesquisadores fizeram uma segunda pergunta: O que eles acreditavam que poderia ajudá-los a sanar as duas necessidades apontadas? E a resposta dada pelos pacientes consistia em coisas extremamente simples de serem implementadas – tanto no sentido técnico quanto em relação aos custos. O que eles queriam? Uma pessoa de referência para ajudar com as dúvidas.

Para 75% dos entrevistados, ter alguém para telefonar em caso de dúvidas reduziria bastante as idas ao hospital, ao consultório médico e, muito importante, às emergências. Essa pessoa de referência, no entendimento dos entrevistados, poderia ser dada por grupos de pacientes (33%) ou por *coaching* (29%). Interessante notar que, no estudo realizado no Reino Unido, a abertura para o uso de tecnologia ainda não era muito grande. O uso de aparelhos digitais para o monitoramento das doenças foi visto como uma possibilidade para 31% dos entrevistados, o que mostra que, embora seja uma grande promessa para o futuro, o uso de tecnologia para dar mais autonomia aos pacientes ainda é algo que provoca resistência em muitos deles.

Mais que um anseio dos próprios pacientes, envolvê-los no tratamento é uma maneira de melhorar os resultados gerais obtidos com os cuidados médicos. Pacientes mais engajados tendem a reportar uma maior satisfação em relação à qualidade do atendimento recebido. A primeira razão para isso, certamente, é porque qualquer paciente se sentirá mais compreendido quando for ouvido pela sua equipe médica. A segunda é porque, mais que o efeito psicológico do acolhimento, a boa relação entre médico e paciente faz muito bem para o tratamento. O paciente envolvido na discussão de sua terapia está mais disposto a segui-la, mesmo quando isso significa fazer esforços (como mudar a alimentação, tomar remédios, praticar exercícios). Mais que isso: ao dedicar mais atenção à sua saúde, o paciente irá perceber melhor as mudanças em seu corpo, tanto as positivas quanto as negativas, e estará mais apto a identificar os problemas e relatá-los à equipe médica. Como costumamos dizer: A melhoria do paciente é uma tarefa 50%/50%: metade é resultado do empenho da equipe médica, mas a outra metade é reflexo direto do comportamento do próprio paciente. Um dado importante é que o paciente engajado participará cada vez mais das decisões do profissional da saúde. Portanto, nos obrigará a sermos mais transparentes e a sabermos que nossa propaganda não será o que falamos de nós, mas, sobretudo, o que dizem da equipe médica nas redes sociais.

O Institute for Healthcare Improvement (EUA) tem sido a referência hoje que mais reforça a tese de experiência do paciente no contexto da qualidade e de sua segurança. A entidade defende que o processo de assistência ao indivíduo tem reflexo dentro da comunidade. Essa é uma importante vertente que estimula a transformação de um paciente passivo em um cidadão engajado e participativo. Um exemplo do que um paciente informado poderia trazer de forma objetiva recai sobre o diabetes. No momento em que um paciente é admitido dentro de uma unidade hospitalar, o fato de ele não ter seu diabetes controlado sistematicamente tem impacto direto de 30% no aumento do custo em sua conta. Imaginem que no Brasil temos mais de 15 milhões de diabéticos e, portanto, o impacto que um bom controle ambulatorial poderia promover em cenários dessa natureza.

Capítulo 9

O impacto da *e-health*

O desejo dos pacientes de tomarem parte do tratamento e não apenas de serem sujeitos passivos da atenção dos profissionais de saúde é uma das características mais marcantes do atendimento no século XXI. Muitas vezes, esse perfil entra em conflito com a lógica como está organizado o atendimento de saúde, na qual o paciente pode ser comparado a um espectador do processo. Esse papel, porém, está cada vez mais datado e a vontade de ser não só ouvido, entendido, consultado, mas de fazer parte das decisões, ganha entre os indivíduos que precisam de cuidados e assistência em saúde um desejo manifesto.

A chegada dos dispositivos móveis ao cotidiano da medicina vai ao encontro dessa demanda. Prova disso é o surgimento de aplicativos e acessórios para *smartphones*, Ipads e outros aparelhos. Eles estão dando forma a essa nova realidade na qual a chamada *mhealth* (o mesmo que saúde móvel) se enraíza no cotidiano dos indivíduos. Sua presença é tão disseminada que deu origem a uma expressão que define a utilização dessas tecnologias pelos pacientes: *do it yourself healthcare*, algo que pode ser traduzido como um "faça você mesmo" da assistência médica.

Um levantamento realizado em 2014 sobre *mhealth* revelou a existência de cerca de 100 mil aplicativos de saúde no mercado europeu. E mais: a previsão era a de que, até 2017, metade dos usuários de *smartphone* do continente usaria ao menos um desses aplicativos. São títulos que englobam desde ferramentas de bem-estar e estilo de vida (como os famosos aplicativos para monitorar a corrida ou meditar) até programas com soluções clínicas. Evidentemente, a profusão de aplicativos de saúde deve ser entendida como uma tendência que veio para ficar e será explorada em suas múltiplas possibilidades. Além disso, dependendo do modo como os aplicativos se inserem no cotidiano dos pacientes e de seus médicos e do modo como são aproveitados e gerenciados, podem impactar não apenas a relação dos indivíduos com as informações sobre a sua saúde, mas também provocar mudanças em indicadores, como veremos ao longo deste capítulo.

O engajamento dos pacientes aos recursos oferecidos pelas novas tecnologias pode ajudar, por exemplo, na hora do diagnóstico, melhorar a adesão ao tratamento, aumentar o acesso a serviços de saúde e até mesmo baixar custos. Entretanto, para os fatores positivos se sobressaírem, é preciso que essas novas tecnologias estejam constantemente sob escrutínio de médicos e cientistas para que eles possam avaliar os benefícios e os potenciais riscos, assim como definir para quais públicos se destinam. A generalização e a banalização são objetos que contemplam uma vez mais a lógica mercantil.

Infelizmente, não é essa atitude que prevalece. Por enquanto, a grande maioria desses programas é criada fora dos laboratórios de saúde e sem contar com o necessário aconselhamento e supervisão de profissionais da área. Mas estão surgindo algumas iniciativas para reverter esse cenário. No Reino Unido, por exemplo, o departamento de saúde decidiu criar uma página web (http://apps.nhs.uk/) na qual reúne aplicativos testados e aprovados por meio de testes clínicos. As opções vão desde o "FoodMeter", um medidor de comida que ajuda o usuário a contar as calorias do que ingeriu no dia, até um diário do bebê no qual é possível reunir em um mesmo lugar todas as informações sobre o recém-nascido (como o horário das sonecas e da amamentação).

Em termos gerais, porém, ainda é necessário analisar como essas inovações devem ser usadas para que se traduzam em mais saúde. Por essa razão, o FDA americano, equivalente à nossa ANVISA, decidiu regular todas as aplicações que possam ser usadas como extensões ou como aparelhos médicos, que transformem a plataforma móvel em aparelho médico ou reúnam dados dos pacientes para propostas de diagnóstico ou tratamento. Trata-se de uma ação precursora que deve inspirar os órgãos reguladores da saúde dos demais países para lidar com a avalanche tecnológica de uma forma positiva e não meramente restritiva.

A experiência brasileira com as redes sociais permite imaginar que o Brasil tem condições de alcançar, em pouco tempo, lugar de destaque na utilização de aplicativos e *gadgets* no campo da saúde. Desde os tempos da rede Orkut, que saiu do ar com o crescimento do Facebook, é conhecido o gosto do brasileiro por compartilhar mensagens e fotos pela internet. Eis aí uma vocação que não pode ser desperdiçada. Afinal, além de ser um espaço para contar as novidades ou apoiar causas, duas funções normalmente associadas às redes sociais, a internet também pode oferecer efeito terapêutico para quem está sofrendo com alguma doença. Quem tem ou teve alguma enfermidade mais grave sabe que as redes sociais contêm poderosas redes de apoio formadas em torno de doenças. Se você nunca usou uma, vá ao Facebook e digite, por exemplo, "fibromialgia" ou "endometriose". Rapidamente, encontrará comunidades inteiras dedicadas a essas enfermidades.

Nesses espaços virtuais, pacientes, profissionais e familiares compartilham experiências e informações. É possível conversar sobre o impacto após o diagnóstico, sobre os inconvenientes do tratamento e buscar forças com quem está em situação semelhante para seguir adiante. Muitas vezes, os pacientes encontram no mundo virtual o aconchego e a atenção que lhes faltam no mundo real. Formam-se verdadeiras redes de solidariedade que, muitas vezes, saem do mundo virtual e chegam ao mundo real, organizando palestras, encontros ou campanhas. Não apenas no Facebook, mas também no Twitter e nos *blogs*, no Instagram e no YouTube, é possível encontrar essa combinação poderosa de conteúdo informativo e engajamento.

Por tudo isso, não é de surpreender que estudos científicos estejam registrando o impacto positivo das redes sociais sobre os pacientes. Pesquisas nessa área são recentes, até porque as próprias redes sociais são algo relativamente novo. Mesmo assim, o segmento desperta o interesse crescente dos cientistas. Um exemplo é o estudo divulgado em janeiro de 2015 no *Journal of Medical Internet Research*, tendo como foco um grupo de pacientes de dores crônicas. No trabalho, os pesquisadores registraram uma forte relação entre a melhora no quadro de saúde e a participação ativa dos pacientes em grupos e *blogs* relacionados à sua doença. Quanto mais participavam das redes sociais, maiores eram os ganhos psicológicos, sociais e cognitivos percebidos. Os achados tornam-se ainda mais especiais diante do perfil dos pacientes analisados: a grande maioria (75,9%) estava afastada do trabalho devido à doença e uma grande parcela (41,3%) não possuía parceiros. Ambos os fatores podem colaborar para o isolamento social do paciente durante um momento difícil de sua vida. Entretanto, a internet parece ser um antídoto eficaz para o isolamento.

Além do benefício para o próprio paciente, por meio do seu engajamento nas redes sociais, essas ferramentas podem ser mais uma poderosa fonte de dados para cientistas e governantes, ajudando a moldar as políticas públicas de saúde. Isso ficou evidente em 2014, quando o governo americano destinou US$ 11 milhões para financiar, durante três anos, iniciativas que irão explorar os usos das redes sociais para melhor entender, prevenir e tratar casos de abuso e de vício em álcool, tabaco e outras drogas.

A decisão parte da compreensão do importante papel que as redes sociais hoje cumprem em levar informações para o público em geral – sejam elas informações corretas ou bravatas disfarçadas de verdade.

Seja qual for o caso, é importante que os agentes de saúde entendam melhor como as pessoas interagem com as informações e os canais de saúde, abundantes hoje nas redes sociais. Especialmente porque, para muitos dos que abusam de alguma substância que causa dependência, o Facebook ou o Instagram podem acabar se tornando uma espécie de confessionário e essas pequenas mensagens fragmentadas, quando vistas em conjunto, podem lançar luz sobre melhores estratégias para enfrentar o problema. Um dos maiores desafios que a internet oferece é justamente o de segregar a qualidade da informação. O fato é que essa ferramenta democratizou a disseminação da informação e seu acesso, mas efetivamente não tem ainda como qualificá-la de forma a segregar os dados dentro do contexto do valor. Conhecimento que não esteja agregado ao conceito de valor é mera informação e, portanto, passa a ser uma futilidade. Os grandes canais de informação como a ferramenta Google acabam de se associar no Brasil com o Hospital Israelita Albert Einstein, nos mesmos moldes por meio dos quais se associaram nos Estados Unidos com a Mayo Clinic, onde cadastraram 550 doenças, correspondendo a 80% das principais patologias, e com isso concederam uma base confiável e de referência de dados.

Open data

Em todo o mundo há cada vez mais dados abertos, disponíveis para quem quiser consultá-los. O aumento acontece embalado pela popularização ao redor do globo de movimentos sociais pedindo mais transparência nas relações de governos e empresas. Embora pouca gente pense diretamente no setor de saúde ao falar dos dados abertos, eles também são parte importante desse setor econômico e podem ajudar no compartilhamento de conhecimento e de informações decisivos para os sistemas de saúde.

No Reino Unido, por exemplo, foi criada uma base de dados reunindo os casos de infecção pelo micro-organismo *Staphylococcus aureus*, resistente à meticilina, e pelo *Clostridium difficile*, as chamadas "superbactérias", devido à sua grande resistência ao uso de antibióticos.

A ideia por trás da iniciativa é tornar mais fácil para os hospitais compararem o seu desempenho com os demais, além de encorajar as instituições que conseguiram reduzir as infecções a compartilharem suas boas práticas. Desde o lançamento da rede, o País viu um decréscimo de 85% no número de pacientes infectados por essas bactérias. Embora o número não possa ser creditado apenas à nova metodologia, ela parece ter contribuído bastante para os bons resultados.

Outro bom exemplo vem da África. Durante a epidemia pelo vírus Ebola, a missão emergencial das Nações Unidas lançou uma ferramenta reunindo os dados coletados nos centros de tratamento na Guiné, na Libéria e em Serra Leoa. Adicionadas a um mapa, as informações ilustravam não apenas o alastramento da epidemia, mas também marcavam onde estavam os centros de controle e tratamento em cada um desses países. Assim, "visualizável", o aglomerado de dados ganhou mais fácil compreensão. Bastava olhar para a intensidade da cor cobrindo os territórios para entender quais eram os pontos em que a doença fazia mais vítimas. No caso de doenças contagiosas, como o Ebola ou a nossa dengue, criar ferramentas para gerenciar os dados e torná-los fáceis de entender pode ser um grande aliado na hora de definir como reagir aos surtos.

A fronteira da telemedicina

Por sua longevidade, a telemedicina pode ser entendida como uma espécie de mãe das demais tecnologias mencionadas neste capítulo, mas ela está provando que o aparecimento de novos *gadgets* não irá torná-la ultrapassada. Ao contrário, ganha cada vez mais utilidade com o avanço tecnológico dos últimos anos.

E se muitos ainda pensam que é um recurso a ser aplicado apenas nos confins do País, cito o exemplo de Barcelona. A segunda maior cidade espanhola vem desenvolvendo um sistema que é uma referência para outros países europeus. Em vez de criar uma linha apenas para atender demandas dos pacientes e tirar dúvidas, o governo catalão optou por um serviço ativo. Lá, profissionais de saúde ligam para os pacientes pelo menos a cada 15 dias.

O público principal do projeto são os idosos e o objetivo é assegurar que tudo esteja bem com eles, não apenas no que diz respeito aos medicamentos, mas também em relação a aspectos psicossociais. Durante essas chamadas, os pacientes contam se têm se alimentado bem, se estão conseguindo fazer suas atividades diárias e se têm visto seus amigos e familiares. No dia do aniversário, recebem uma ligação especial para lhes dar os parabéns. Em nove anos, o serviço passou de 3.819 para mais de 64 mil atendimentos, apesar dos cortes orçamentários após a crise econômica de 2008.

A grande verdade é que a telemedicina é uma área abrangente e cheia de possibilidades em um mundo cada vez mais interconectado por redes. O conceito de telemedicina pode ser entendido como o uso de meios eletrônicos de comunicação para promover cuidados médicos a pacientes remotos. Tanto vale para o idoso que recebe uma chamada do serviço de saúde de sua cidade quanto para o paciente cardíaco operado com a ajuda de um médico especialista baseado em um hospital do outro lado do país – mas virtualmente presente na sala de cirurgia por meio de uma câmera, uma tela e conexão de banda larga.

Apenas nos Estados Unidos, de acordo com a Associação Americana de Telemedicina, são mais de três mil locais conectados por meio da telemedicina. O serviço é oferecido por cerca de 200 diferentes provedores e cobre desde programas de formação para médicos que estão em pontos remotos até cuidados primários oferecidos por meio de videoconferências. Um dos serviços criados seguindo esse preceito foi o atendimento por telemedicina a pacientes infartados, uma iniciativa do centro médico de Hershey, no estado da Pensilvânia. É preciso lembrar que, no infarto, os primeiros minutos são os mais importantes para se evitar sequelas ou até mesmo a morte do paciente. Entretanto, em países grandes e onde a população encontra-se espalhada, como os Estados Unidos e como o Brasil, oferecer esse pronto-atendimento torna-se um grande desafio. Era essa a situação do centro médico de Hershey.

Em seu dia a dia, a instituição recebia dezenas de pacientes infartados, muitos oriundos de pequenos hospitais ou clínicas em zonas rurais, nos quais não havia o equipamento ou os profissionais para oferecer os cuidados necessários. Muitos desses pacientes acabavam chegando a Hershey no limite de tempo para tomar o ativador do plasminogênio tecidual (tPA), uma medicação que aumenta as chances de sobreviver e reduz as possibilidades de danos nesses pacientes, mas que precisa ser ministrada até três horas após o infarto.

A equipe do centro médico, formada por importantes especialistas em infarto, decidiu criar um programa de telemedicina que pudesse ao mesmo tempo ajudar no atendimento aos pacientes nos primeiros minutos (os mais valiosos quando o assunto é infarto) e reduzir a necessidade de transferir esses pacientes dos hospitais rurais, garantindo a eles atendimento de qualidade ali mesmo.

Para isso, foi criada uma poderosa ferramenta de vídeo que permitia à equipe de Hershey atender os pacientes ainda que eles estivessem a quilômetros do consultório dos especialistas. Desde a implementação, em 2012, mais de mil consultas foram realizadas por meio da tecnologia.

Antes, a cada dez pacientes, quatro precisavam ser transferidos. Agora, pouco mais de dois precisam ir para Hershey para serem tratados.

A iniciativa do centro médico de Hershey faz parte de um grande esforço nacional liderado por entidades como a Associação Americana do Coração (AHA) e o Colégio Americano de Cardiologia (ACC) para diminuir os índices de mortalidade e sequelas em pacientes infartados nos Estados Unidos. Atualmente, como resultado da ação, quase todos os hospitais americanos já conseguem tratar pelo menos metade dos seus pacientes em 61 minutos ou menos.

Mas de que modo os hospitais conseguiram reduzir o tempo necessário para tratar as artérias das pessoas com ataque cardíaco? Uma de suas metas era atender os pacientes de ataque cardíaco em cerca de 90 minutos a partir de sua entrada no hospital. Em muitos casos, o atendimento demorava cerca de duas horas. Além do apoio de especialistas tarimbados em telemedicina, outro recurso tecnológico contribuiu para acelerar os processos: a decisão de providenciar condições para a transmissão de dados do paciente de dentro da ambulância para as salas de emergência por banda larga. Outra mudança foi autorizar os paramédicos a realizarem e analisarem o eletrocardiograma feito na ambulância. Até então, o eletrocardiograma deveria ser mostrado a um cardiologista. Apenas o médico tinha o poder de chamar um especialista em medicina intervencionista para realizar os procedimentos que ajudariam a abrir a artéria obstruída, como a colocação de *stents*. Ou seja, nessa nova realidade, o que se viu foi uma readequação do papel dos profissionais de saúde. Na prática, portanto, haverá momentos em que será necessário repensar aspectos do Ato Médico, conjunto de regras que estabelece as competências dos médicos e de outros profissionais da saúde.

No Brasil, temos vários exemplos do bom aproveitamento da telemedicina. Um dos pioneiros na utilização do recurso no País, o Hospital

Israelita Albert Einstein realizou em 1999 sua primeira cirurgia com transmissão de dados para outros Estados. Mais de 15 anos depois, cerca de 15 hospitais públicos estão ligados à telemedicina do Einstein, com foco nos prontos-socorros e UTIs, especialmente nas áreas de trauma, acidente vascular cerebral, infarto e sepse. Em 2013, a telemedicina mais uma vez mostrou que pode fazer diferença no atendimento a tragédias como o incêndio na boate Kiss, em Santa Maria, no Rio Grande do Sul, que deixou centenas de vítimas.

Novas aplicações desse sistema revelam que existe ainda um grande potencial a ser explorado. Em junho de 2015, ano em que o Einstein completou 60 anos de atividade, o hospital lançou um programa de terapia a distância para pessoas que desejam parar de fumar. Com o aval do Conselho Federal de Psicologia, o programa *online* tem duração de 12 semanas. Quem deseja participar deve se inscrever, pagar uma taxa e assumir o compromisso de comparecer a duas consultas, pois a terapia inclui o uso de medicamentos controlados e o paciente precisa ser avaliado em um encontro com o terapeuta.

O teleatendimento é visto também como uma solução para reduzir o elevado índice de desistência registrado em edições anteriores do programa antitabagista. Nessas condições, o abandono chegou a 50% dos inscritos. A justificativa mais comum foi a dificuldade de acesso provocada pelos imensos congestionamentos de trânsito da cidade de São Paulo.

O hospital estuda ainda o uso da telemedicina no tratamento de pessoas com dependência de álcool e drogas e no cuidado com pacientes crônicos. Na maior parte do tempo, eles necessitam de cuidados e monitoramento e não de assistência médica propriamente dita. Portanto, a aplicação da telemedicina pode ser bastante eficiente nesse contexto para reduzir custos e aumentar a eficiência.

A prática mostrou que tão eficientes quanto as aplicações médicas são as ações educativas por meio da telemedicina, a chamada telessaúde. Trata-se de um canal de comunicação que permite capacitar profissionais em pontos extremos do País por meio de videoconferências e facilita a obtenção de uma segunda opinião em casos complicados, acessando profissionais altamente especializados no País ou de centros internacionais.

O fato é que a chegada dessas novas tecnologias, sejam elas novos *gadgets*, ações de telemedicina ou transmissão de dados, pode levar ao barateamento da medicina. Além de gerar uma série de novos desafios, é evidente que sua implantação e gerenciamento se constituem em um fator determinante para a universalização do atendimento.

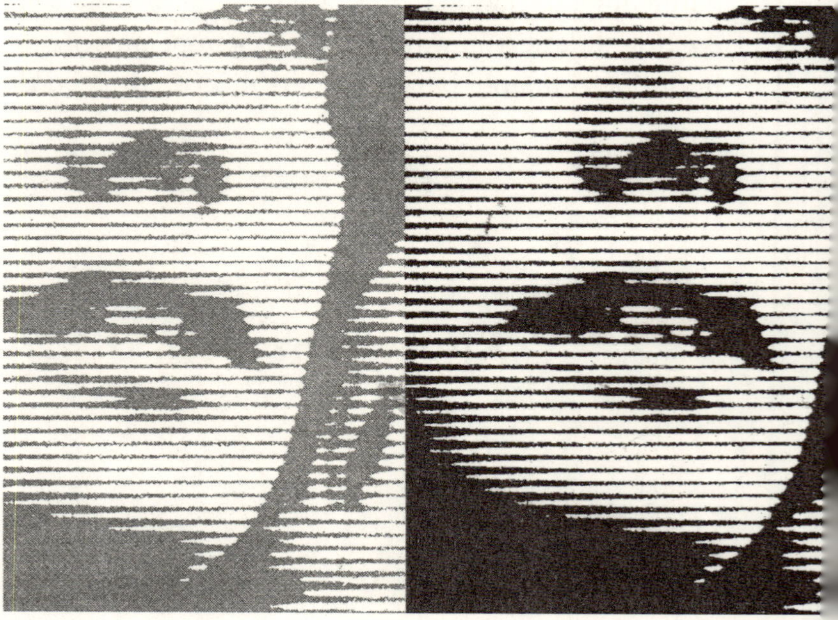

Capítulo 10
Segurança de dados na saúde

Com a digitalização e as redes de comunicação, a produção de dados com potencial para gerar conhecimento é enorme. Estima-se que todos os dias sejam criados 2,5 quintilhões de bites de dados. Apenas para dar uma maior dimensão da grandeza desse número – uma vez que é difícil compreender exatamente seu significado –, podemos escrevê-lo aqui: 2.500.000.000.000.000.000. Essa imensidão de zeros é proveniente de uma série de processos digitais, somados às trocas que cada um de nós produz, diariamente, em mídias sociais. A matéria que compartilhamos no Facebook, a foto que postamos no Instagram, a mensagem via WhatsApp, todos esses pequenos atos (hoje repetidos por milhões e milhões de pessoas ao redor do globo) produzem uma série de dados, que, ao fim, vão se somar a um mar de códigos e de textos que forma o que hoje chamamos de *Big Data*.

Essa produção massiva de dados é um fenômeno fundamentalmente contemporâneo, que ganhou fôlego na última década, com a popularização da internet. Para se ter noção de todos os dados hoje existentes, 90% foram produzidos apenas nos últimos dois anos, o que significa dizer que todos os outros séculos da história humana respondem por somente 10% do total. Esse oceano de informação abrange todas as áreas do conhecimento, sem deixar de fora a área da saúde: os históricos clínicos dos pacientes, assim como os dados em tempo real de monitoramento de questões de saúde (como o índice glicêmico em diabéticos medido e compartilhado via internet com seu médico) ou de estilos de vida (como a quantidade de exercícios realizada pelo internauta durante a semana calculada pelas pulseiras de fitness), tudo isso também está na rede. A área tem despertado tanto interesse que, recentemente, as gigantes Apple e IBM anunciaram a criação de uma plataforma conjunta integrando as informações dos usuários do Apple Watch ao serviço de armazenamento e análise de informações em saúde Watson Health, criado pela IBM de olho nas pesquisas científicas.

Como vimos nos capítulos anteriores, a telemedicina, assim como o uso de aplicativos de monitoramento da saúde, estão, pouco a pouco, mudando o perfil do atendimento médico, barateando custos e permitindo a realização de procedimentos antes inimagináveis – como cirurgias guiadas por cirurgiões separados de seu paciente por quilômetros de distância ou o acesso por parte dos médicos a relatórios semanais ou mesmo diários sobre a saúde de seus pacientes. Esse é o lado positivo dessa história que, como não poderia deixar de ser, também tem um lado obscuro. Não é novidade que, desde que o ser humano começou a navegar na rede mundial de computadores, os piratas contemporâneos, indivíduos ou grupos dedicados a expor as informações trocadas nesse ambiente, começaram a proliferar. Isso é sabido por todos e é por essa razão que temos hoje antivírus em todos os nossos aparelhos que se conectam à internet e buscamos seguir alguns protocolos de segurança quando estamos *online*. O que você talvez nem imagine é que o principal foco desses roubos não são senhas de cartão de crédito e de contas bancárias, mas sim o acesso a informações de saúde. Pode parecer surpreendente, mas hoje, na assim chamada *Deep Web*, são inúmeros os anúncios solicitando e oferecendo serviços de *hackers* na área da saúde.

Como mostram as estatísticas produzidas pela organização americana Identity Theft Resource Center (ITRC), que mantém um quadro reunindo brechas de segurança na internet nos últimos dez anos, o interesse pelos dados da área de saúde veio aumentando na última década. A partir de 2012, o segmento consolida-se como o mais atacado – superando os setores de negócios, bancário, governamental e de informação militar, e de educação. Os últimos dados reunidos pelo ITRC, em 2014, registram que 42,5% das ameaças detectadas tinham como foco a obtenção de dados relacionados à medicina e à saúde, mais de dez pontos percentuais à frente do segundo colocado, o setor de negócios (que respondeu por 31,8% das ameaças). Em fevereiro de 2015, o roubo de dados de 80 milhões de pacientes da companhia de seguros americana Anthem, segunda maior do gênero no país, entrou para a história como o maior vazamento de dados de saúde registrado até então. A rentabilidade dessas informações no mercado negro, atualmente, é muito maior que a obtida com a venda de detalhes sobre cartões de crédito.

Além da questão financeira, o *boom* das ameaças virtuais à saúde é facilitado por uma série de características intrínsecas à indústria da saúde. Comecemos pelas fichas médicas dos pacientes. Essas peças não apenas guardam conteúdo relacionado ao estado de saúde físico e mental da pessoa, as doenças que já teve e seus riscos de desenvolver enfermidades hereditárias. Elas também reúnem uma série de dados sobre outros aspectos da vida do paciente: idade, endereço, hábitos e comportamentos, número da securidade social ou do plano de saúde e, não raro, dados de pagamento, naqueles casos em que o atendimento é realizado via serviço privado. Um prato cheio para nossos "piratas virtuais" interessados em pilhar informações que possam ser transformadas em dinheiro.

Além disso, convém lembrar que hospitais, clínicas, governos e planos de saúde ainda se encontram em uma fase inicial de adoção da tecnologia. Os formulários digitais, por exemplo, são algo novo e nem todos os funcionários operam-nos com primazia. Os próprios sistemas de informação usados por essas instituições são, geralmente, tecnologias desenvolvidas recentemente e, como tal, mais suscetíveis à presença de brechas de segurança. Um caso recente passado em Londres dá a exata dimensão dos resultados catastróficos que esse ambiente de "novidade" pode gerar. "Sem querer", uma das clínicas de referência na capital inglesa para o tratamento de pessoas HIV-positivas divulgou o nome e endereço de mais de 780 pessoas infectadas pelo vírus. As informações foram enviadas por engano em um boletim digital mantido pela clínica, focado em orientações sobre tratamentos e programas de apoio oferecidos pela organização às pessoas com HIV.

Naquela edição, de setembro de 2015, algum erro (humano ou do sistema usado) revelou o nome e o *e-mail* dos pacientes. Vários dos usuários manifestaram sua indignação após a falha de segurança. Muitos diziam temer que a lista de nomes terminasse sendo republicada livremente pela internet, expondo ainda mais a condição de saúde daqueles cujo nome constava no documento. Estigma, discriminação e constrangimento eram termos comuns nas queixas dos pacientes expostos. Um caso grave e que demonstra como são ainda frágeis as garantias à segurança na era digital.

Por último, convém lembrar que uma parte considerável dos dados em saúde e medicina é produzida pelos próprios pacientes – por meio dos aplicativos instalados no *smartphone*, por exemplo –, o que aumenta mais as chances de ataques. Afinal de contas, nós indivíduos não temos um corpo técnico constantemente nos ajudando a manter a segurança dos nossos aparelhos e são poucos os de nós que realmente sabem como se proteger das ameaças constantes que nos espreitam nos meios digitais.

Quando falamos dessa interface com os humanos, é preciso termos em mente que, além da possibilidade de erro, devemos considerar ainda que, infelizmente, nem todo indivíduo age de boa-fé. Isso significa que, por mais que se invista em tecnologias de ponta para assegurar o sigilo de informações, um funcionário mal-intencionado sempre pode usar o *smartphone* para tirar uma foto da tela de um computador na qual estão dados sigilosos sobre um paciente e, posteriormente, veicular essa imagem em redes sociais. Nesse caso, do ponto de vista técnico, o funcionário não teria feito um acesso indevido. Por essa razão, além de investimento em tecnologia para evitar que pessoas de fora acessem às informações internas, também é importante promover educação e treinamento à equipe de trabalhadores. Só assim é possível conscientizar toda a cadeia envolvida na atenção médica sobre os possíveis impactos que o vazamento de informações sensíveis pode ter na vida de um paciente.

Um dilema contemporâneo

Além das questões técnicas que acabo de expor, há questões ainda mais sutis, relacionadas à ética do compartilhamento de dados de saúde. Grande parte das informações do paciente em sua ficha médica é de foro íntimo. Elas são compartilhadas com o médico tendo-se em conta uma relação de confiança, que garante ao paciente que tudo aquilo dito entre as quatro paredes do consultório médico permanecerá ali. No caso londrino que acabo de contar, por exemplo, era direito de todos aqueles 780 pacientes manter sob sigilo a informação sobre sua condição de saúde. Para o bem ou para o mal, a partir do momento em que essas informações são digitalizadas, elas se tornam facilmente compartilháveis. Se por um lado essa fluidez permite a formação de robustos bancos de dados, reunindo dados sobre milhares ou mesmo milhões de pacientes (algo crucial para o aperfeiçoamento das pesquisas em saúde), por outro surgem questões que necessariamente precisam ser respondidas: Quem tem direito a acessar os dados? Em que circunstâncias? E quem vai controlar o acesso a eles? Médicos? Pacientes? Instituições? O governo?

Sabe-se que essa profusão de dados esconde importantes *insights* que podem aperfeiçoar em muito a assistência ao paciente e as políticas de saúde. O cruzamento de informações desses milhares de pessoas pode ajudar a desvendar as melhores maneiras de atuação do corpo médico, assim como revelar os tratamentos mais efetivos e possíveis diferenças de impacto quando o mesmo protocolo é realizado em uma região ou outra do planeta. Pode também ajudar a resolver um dos grandes obstáculos que a medicina ainda enfrenta: levar as descobertas científicas para a clínica. Em média, são 17 anos entre a descoberta e a implementação dos novos tratamentos, sendo que apenas 14% de tudo o que é descoberto consegue completar o árduo caminho que separa tubos de ensaio das prateleiras de farmácias ou de hospitais. A demora e a baixa eficácia são, em parte, resultado dos métodos atualmente usados para produzir e coletar dados.

Por isso, não há dúvidas de que o conhecimento escondido sob a forma de *Big Data* pode ser usado para melhorar as decisões clínicas e beneficiar os pacientes quando eles precisam de atenção médica. Nas mãos erradas, porém, essas informações podem ter o efeito contrário, tornando-se armas para prejudicar os mesmos pacientes. Um plano de saúde poderia sobretaxar uma pessoa com base em seu histórico médico ao saber que ela está predisposta a alguma doença grave, por exemplo. Empresas poderiam recusar candidatos com base em informações obtidas sobre seu estado de saúde. E, mesmo que nosso "pirata virtual" não estivesse diretamente interessado nos aspectos médicos das informações roubadas, muito dano poderia ser feito apenas pela exposição da identidade e de dados pessoais do indivíduo.

Por isso, a confidencialidade dos pacientes é outra face importante da discussão em torno da privacidade no âmbito da saúde. Em um livro de 2009 produzido pelo comitê responsável por essa área dentro do Instituto de Medicina dos Estados Unidos, os autores fazem uma interessante distinção entre segurança e confidencialidade – justificando porque ambas são fundamentais quando se fala em privacidade. Os autores apresentam a segurança como todos aqueles procedimentos e

Saúde e cidadania

ações técnicas requeridas para prevenir o acesso, a modificação, o uso ou a disseminação de dados armazenados ou processados por sistemas computacionais sem a devida autorização. Dessa maneira, as ações ligadas à segurança têm por objetivo proteger as informações de saúde do uso não autorizado.

Entretanto, algumas pessoas seguirão podendo acessar integralmente essas informações. Ao atender um novo paciente, o doutor pode acessar toda a sua ficha médica. Da mesma maneira, hoje existem vários bancos de dados que são compartilhados com pesquisadores para fins científicos. É nesse ponto que entra o conceito de confidencialidade. Ele diz respeito à relação próxima e de confiança entre paciente e médico, garantindo que as informações fornecidas à equipe médica durante uma consulta não acabem nas mãos erradas. Por esse mesmo princípio, antes de inserir os dados de um paciente nas bases de dados usadas para pesquisas, devem-se ocultar as informações que permitem a identificação da pessoa, de modo a garantir o anonimato àqueles pacientes que cederam suas informações à ciência.

No que diz respeito à confidencialidade, há um questionamento crescente sobre até que ponto os dados sigilosos de um paciente pertencem a esse paciente ou em que condições o sigilo pode ser violado. O exemplo de um paciente portador de HIV é sempre lembrado, pois é uma informação muito sensível que normalmente os portadores não desejam divulgar. Porém existe uma corrente de pensamento que entende que os cuidadores desse paciente em diversos pontos da cadeia de prestação de serviço deveriam ser informados por uma questão de segurança de suas atividades de trabalho.

Já em relação à regulação do acesso à informação por pesquisadores, uma nova norma aprovada na União Europeia em 2014 e que entrará em vigor a partir de 2016 tem sido festejada por várias das associações de pacientes e de apoio à pesquisa ao criar um processo que tenta facilitar a coleta de dados pelos cientistas. A norma, válida para os 28 países do bloco, instaura o consentimento único para o uso de dados e tecidos do paciente, evitando os pedidos constantes de uso do material. Na ausência de uma norma como essa, seria necessário o consentimento individual do paciente a cada vez que um cientista tivesse interesse em usar seus dados, o que causaria transtorno não apenas para o cientista (que precisaria confirmar a possibilidade com uma longa lista), mas principalmente para o paciente, que, estando em uma situação de saúde debilitada, precisaria dar seu aval inúmeras vezes. Some-se a isso o tempo gasto para cumprir com esse procedimento burocrático – um tempo que é sempre precioso para aquelas pessoas cuja vida está pendente de alguma inovação médica capaz de lidar com seu problema de saúde.

Contando com uma regulação séria e com tecnologias capazes de proteger os dados armazenados de possíveis ataques, é inegável o avanço que o uso do *Big Data* pode representar para a medicina. O acúmulo de conhecimento, aliado ao monitoramento de informações dos pacientes, é a convergência perfeita de duas das principais tendências da área de saúde: a medicina baseada em evidências e o cuidado centrado no paciente.

Capítulo 11

Eu, o paciente

Há determinadas experiências que são definitivas. Mudam sua forma de se relacionar com as pessoas, de encarar a vida e até mesmo a relação com sua sociedade. Como médico, acompanhei a trajetória de vários pacientes e suas transformações. E, também como médico, vivi o contrário: fui eu mesmo o protagonista da história, numa experiência que enriqueceu não só a mim como ser humano mas também a minha prática da medicina e o entendimento que tenho sobre como deve ser o atendimento ideal.

Sou oftalmologista há 28 anos. Nunca tive uma visão perfeita e sempre precisei corrigir minha miopia fazendo uso de óculos inicialmente e, posteriormente, de lentes de contato. Quando completei 40 anos, comecei a utilizar uma técnica chamada monovisão para compensar a vista cansada conhecida como presbiopia. Por esse método, a correção da miopia é feita no olho dominante e, no outro, o dominado, a miopia é mantida. O objetivo é que um olho continue com sua capacidade de enxergar de longe e, o outro, de perto. É uma estratégia clássica e sempre a adotei com meus pacientes.

Aos poucos, porém, comecei a notar que o olho tratado para conservar a visão para longe não respondia mais ao tratamento. Enxergava

103

pior ou no máximo igual ao que via com esse olho sem correção. O grau não resolvia. Estava perdendo minha visão para longe.

Neguei essa realidade por mais de um ano. Não falei a ninguém sobre o que estava passando. Não pedi ajuda profissional. Era realmente uma completa negação. No fundo, eu sabia que estava com catarata. Trata-se de uma doença caracterizada pela opacificação do cristalino, lente natural localizada entre a íris e o humor vítreo. Por ser transparente, permite que os raios de luz o atravessem e cheguem à retina, onde a imagem é formada. Ao se tornar opaco, o cristalino impede a visão. O primeiro sinal é enxergar os objetos de um jeito embaçado. No final, se não houver intervenção, a pessoa não vê mais do que vultos.

É uma enfermidade mais ligada ao envelhecimento. No entanto, há casos congênitos e outros que podem surgir mais precocemente. Eu me enquadrava nesta última categoria. Tinha 52 anos quando os sintomas apareceram. Meu pai foi vítima da doença aos 55 e meu irmão, Simão, também.

Sentia muito medo, insegurança. Embora tenha muita experiência na área, só pensava nos riscos e nas complicações que, até por ser especialista, sabia muito bem quais eram. O tratamento da catarata é cirúrgico. No procedimento, troca-se o cristalino por uma lente artificial. Em geral, a intervenção não oferece riscos. Mas, como toda cirurgia, há a possibilidade de que eles ocorram.

Depois do período de negação, resolvi finalmente buscar ajuda. Meu equilíbrio estava sendo afetado. A visão interfere na dinâmica da vida e, sem ela, a motivação se perde. Falei com minha assistente, Lucilene Fortuna, que comigo trabalha há 20 anos. Embora não médica, mas tecnóloga de formação, conhece como poucos o meu olhar e meus hábitos e por eles sabe exatamente quais são as minhas demandas. E foi dela a ideia de convocar para me ajudar o primeiro de meus assistentes, hoje um oftalmologista estabelecido em Brasília. Confesso que, aprovado por ela e por minha querida esposa, que sempre me incentivou em minha vida a não me entregar, busquei pelo auxílio do Jonathan Lake. A minha emoção ao encontrá-lo, sua nobreza, sua elegância no trato trouxeram forças para um homem que, nesse encontro, caiu em prantos.

Jonathan, por opção profissional, havia se mudado de São Paulo para Brasília, e senti muito a sua perda. Dez meses depois de sua partida para a capital federal o reencontrei no congresso da Sociedade Americana de Oftalmologia, nos Estados Unidos. Foi o suficiente, naquele momento, para uma mescla de tristeza com forte alegria, fato que não contive naquele momento. Ele é parte de minha vida, um orgulho. Convidou-me para integrar a banca que examinaria sua tese de doutorado e me informou que eu era uma das pessoas a quem ele dedicaria seu trabalho.

Não havia pessoa melhor a quem confiar a minha visão. Além da extrema expertise profissional, tinha maturidade para fazer a cirurgia em alguém como eu, colega de especialidade e conhecido por estar à frente de um dos mais importantes hospitais da América Latina. Jonathan também era alguém em quem confiava pessoalmente, que me conhecia e que saberia entender o que eu estava sentindo. Naquele momento senti o quanto isso é realmente importante para um paciente. Quando o procurei, ele aceitou na hora vir a São Paulo e me operar. Resolvi me colocar no lugar de paciente. Não podia inibir a sua liderança. Aceitei o que ele decidiu e me neguei a entrar em um debate técnico. Ele era o médico.

A cirurgia foi feita um ano depois dos primeiros sintomas, no nosso hospital, o Albert Einstein. Era a minha equipe dentro da sala cirúrgica. De repente me vi no centro daquele ritual que eu conhecia tão bem como médico e cirurgião. A colocação da pulseira de identificação no pulso, a marcação dos pontos antes da anestesia. A única coisa que pedi foi que eu dormisse logo. Quando acordei depois do procedimento, meus colegas estavam lá, comigo. Chorei muito. Havia experimentado tudo aquilo que muitas vezes vemos nos pacientes, mas que não somos treinados para considerar em meio ao tratamento. Havia sentido medo, fragilidade, insegurança. E tinha aprendido na prática o valor de um atendimento baseado também no respeito aos sentimentos humanos.

Ficou claro para mim que, quando o médico se aprofunda no tecnicismo, não consegue mergulhar a fundo nas emoções de um paciente. E por mais que informações didáticas e de caráter lógico sejam importantes, isso não basta. Precisamos ir além desse contexto. As pessoas querem cada vez menos um atendimento só técnico. Desejam mais carinho, atenção e amor nas relações.

A formação atual do médico não privilegia esse aspecto tão fundamental do cuidado com o outro. Não há espaço para que o paciente demonstre suas fragilidades, seus temores. Em muitos casos, infelizmente, negligencia-se o alívio até mesmo de sofrimentos básicos, como a dor. É hora de deixar para trás essa mentalidade. É hora de começar a enxergar – e a tratar – o ser humano em toda a sua plenitude e complexidade.

Nos últimos anos tenho tentado aproximar meu conhecimento da fé dentro da saúde e ela se torna mais acessível quando mesclada com a religiosidade. Entretanto, arrisco dizer que a fé não é atributo exclusivo da religião. A fé é fruto de um sentimento de crença que no caso do paciente se cristaliza dentro da confiança que existe com o seu cuidador. Cabe ao médico compreender isso e saber executar com honestidade de princípios. Nesse contexto, vejo como um grande aprendizado a citação feita por um empresário da área da comunicação. Em recente depoimento, dizia que, ao se decidir como gestor, nos dias de hoje, antes do aprendizado da administração, ele optaria pela antropologia. Isso porque percebe que as relações humanas efetivamente precedem o entendimento dos processos.